Kopfschmerz-Therapie mit Kindern und Jugendlichen

Kopfschmerz-Therapie mit Kindern und Jugendlichen

Ein Trainingsprogramm

von

Heide Denecke
und Birgit Kröner-Herwig

Hogrefe · Verlag für Psychologie
Göttingen · Bern · Toronto · Seattle

Dr. rer. nat. Heide Denecke, geb. 1942. 1981-1988 Studium der Psychologie in Düsseldorf. 1998 Promotion. Seit 1988 Wissenschaftliche Mitarbeiterin an der Heinrich-Heine-Universität Düsseldorf, Klinische Psychologie.

Prof. Dr. phil. Birgit Kröner-Herwig, geb. 1946. 1966-1971 Studium der Psychologie in Bochum. 1974 Promotion. 1981 Habilitation. 1982-1985 Vertretung der Professur für Biologische Psychologie an der Universität Düsseldorf. 1985/86 Professur für Verhaltensmedizin an der Ruhr-Universität Bochum. 1986-1996 Professur für Klinische Psychologie an der Heinrich-Heine-Universität Düsseldorf. Seit 1996 Professorin für Klinische Psychologie und Psychotherapie an der Georg-August-Universität Göttingen.

Die Deutsche Bibliothek – CIP-Einheitsaufnahme

Ein Titeldatensatz für diese Publikation ist bei Der Deutschen Bibliothek erhältlich.

© by Hogrefe-Verlag, Göttingen • Bern • Toronto • Seattle 2000
Rohnsweg 25, D-37085 Göttingen

http://www.hogrefe.de
Aktuelle Informationen • Weitere Titel zum Thema • Ergänzende Materialien

Illustrationen: Christel Bänder, Heinrich-Heine-Universität Düsseldorf
Gesamtherstellung: Dieterichsche Universitätsbuchdruckerei
W. Fr. Kaestner GmbH & Co.KG, D-37124 Göttingen/Rosdorf
Printed in Germany
Auf säurefreiem Papier gedruckt

ISBN 3-8017-1313-X

Vorwort

Lange bevor Heide Denecke und ich uns der Behandlung von Kopfschmerzen bei Kindern und Jugendlichen zugewandt haben, habe ich mich mit der Erforschung der Möglichkeiten psychologisch fundierter Therapie bei Erwachsenen mit chronischem Kopfschmerz befasst. Obwohl es unzweifelhaft Erfolge in der psychologischen Therapie des Spannungskopfschmerzes und der Migräne gibt, ist die Veränderbarkeit bei einem über Jahre oder Jahrzehnte chronifizierten Leiden mit erheblichen Konsequenzen für das psychosomatische Befinden und die sozialen Umfeldbedingungen doch häufig eher begrenzt. Die Anamnesen der Patienten zeigten zudem oft einen Beginn des Kopfschmerzleidens in der Kindheit auf. Somit kristallisierte sich für uns das Ziel heraus, zu prüfen, ob eine frühzeitige Intervention nicht doch effektiver ist und u. U. sogar im Sinne einer Prävention der Chronifizierung wirken könnte. Gleichzeitig zeigte die epidemiologische Literatur, dass immer mehr Kinder und Jugendliche regelmäßig an Kopfschmerzen leiden. Dabei wurde deutlich, dass es bislang auch auf psychologischer und ärztlicher Seite wenig Interesse am kindlichen Kopfschmerz gab.

Zusammen mit unserem kinderneurologischen Kollegen Dr. Pothmann haben wir dann verschiedene Studien über die Möglichkeiten der Behandlung kindlichen Kopfschmerzes durchgeführt. Die beobachtete gute Effektivität, die deutlich über der Wirksamkeit psychologischer Therapie bei Erwachsenen lag, ermutigte uns, das in diesem Buch präsentierte Trainingsprogramm zu entwickeln und an einer größeren Stichprobe von jungen Patienten und Patientinnen zu evaluieren. Dass dies möglich wurde, verdanken wir der Techniker Krankenkasse, ohne deren großzügige Förderung das Projekt nicht hätte durchgeführt werden können und die uns in allen Belangen tatkräftig unterstützt hat. Wir danken der Techniker Krankenkasse an dieser Stelle noch einmal für ihren Beitrag in der Förderung von Forschung und Praxis in einem sehr vernachlässigten, aber bedeutsamen Gebiet kindlicher Gesundheitsstörungen.

Was man nicht immer von Forschungsprojekten sagen kann, lässt sich einhellig von diesem behaupten: Es hat allen Beteiligten sehr viel Spaß gemacht, den teilnehmenden Kindern und Jugendlichen mit Kopfschmerz, die das Training außerordentlich gut beurteilten, den Therapeutinnen und den Projektleiterinnen. Wir möchten hier noch einmal den Therapeutinnen danken, die die Behandlung von den mehr als 80 Kindern möglich gemacht haben. Wir danken Regina Bolz, Jürgen Dassow, Christine Hütter, Birgit Kohl, Claudia Luxem, Skalar Neumann, Rita Nowatius, Barbara Rouzparast und Katja Wiech für die engagierte Hilfe bei der Entwicklung und ersten Durchführung dieses Trainings.

Das vorgelegte Programm ist für die Durchführung durch psychologische und ärztliche Psychotherapeuten gedacht, die eine verhaltenstherapeutische Ausbildung haben. Es ist für die Anwendung in Kleingruppen entwickelt, kann aber bei entsprechender Adaptierung auch als Einzeltherapie eingesetzt werden. Dabei wird eine Kooperation mit Kinderärzten empfohlen.

Neben der Abrechnung als Verhaltenstherapie bei Kindern und Jugendlichen durch einen ärztlichen oder psychologischen Psychotherapeuten (mit besonderer Abrechnungserlaubnis für Kindertherapie und Gruppentherapie) oder durch einen Kinder- und Jugendlichen-Psychotherapeuten wird die Gruppenbehandlung von der Techniker Krankenkasse und anderen Ersatzkassen, aber auch z. T. der AOK, im Rahmen des §43 SGB (ergänzende Leistungen zur Rehabilitation: Maßnahmen zur Schmerzreduktion) in der Regel im Umfang von 400,– DM pro Kind vergütet.

Wir hoffen sehr, dass die Dissemination des Trainings voranschreitet. Bisher haben sich hauptsächlich ärztliche Kollegen um die Umsetzung des Programms in die Versorgungspraxis verdient gemacht. Wir würden uns freuen, wenn diejenigen, die das hier vorgestellte Kopfschmerztraining anwenden wollen, sich bei den Autorinnen melden, da geplant ist, eine multizentrische Praxisevaluation bzw. Qualitätssicherung durchzuführen.

Januar 2000   B. Kröner-Herwig

Inhaltsverzeichnis

Kapitel 1

Klinische Symptomatik, Klassifikation und Epidemiologie

1.1 Abgrenzung von primärem und sekundärem Kopfschmerz

Die wichtigste Unterscheidung, die durch eine sorgfältige ärztliche Diagnostik abgesichert werden muss, ist die in primären oder idiopathischen und sekundären oder symptomatischen Kopfschmerz. Der Begriff sekundärer Kopfschmerz umfaßt Kopfschmerzen, die infolge einer körperlichen Schädigung oder Krankheit auftreten (Tab. 1). Hier ist bei der Therapie die Behandlung der Kopfschmerz*ursache,* also der Grunderkrankung, absolut vorrangig. Primärer Kopfschmerz ist nicht als Symptom einer zugrundeliegenden Krankheit zu werten, sondern gilt als eigenständige Störung mit bisher nur ansatzweise bekannten pathophysiologischen Grundlagen. Etwa 95 % der Kopfschmerzbeschwerden zählen zum Typ des primären Kopfschmerzes. Hier wird wesentlich zwischen *Migräne* und *Kopfschmerz vom Spannungstyp* unterschieden (Headache Classification Comittee of the International Headache Society (IHS), 1988). Andere Kopfschmerzformen, wie z. B. der Cluster-Kopfschmerz, sollen hier nicht behandelt werden, da man sie bei Erwachsenen sehr selten und bei Kindern so gut wie gar nicht findet.

Fälle geht es hier nicht um behandlungswürdigen Kopfschmerz. Allerdings ist auch ein Anstieg chronischer (häufig wiederkehrender oder dauerhafter) Kopfschmerzen nicht mehr von der Hand zu weisen. Während Sillanpää (1976 und 1983) bei nur 3,5 % der Kinder im Alter von sieben Jahren Kopfschmerz mit einer Häufigkeit von mindestens einmal *pro Woche* oder mehr fand, berichtet er von einer Quote von 8 % in einer Replikationsstudie von 1996 (Sillanpää & Anttila, 1996). Passchier und Orlebeke (1985) fanden in ihrer Stichprobe von Kindern zwischen 10 und 17 Jahren 17 % mit mindestens einmal wöchentlich auftretenden Kopfschmerzen, Kristjansdottir und Wahlberg (1993) berichten von 21 %. Untersuchungen zu den Gründen dieses Prävalenzanstiegs gibt es nicht.

Die meisten epidemiologischen Studien zeigen, dass Mädchen insgesamt höhere Prävalenzraten aufweisen als Jungen, zumindest ab einem Alter von etwa 10 – 12 Jahren (vgl. Goodman & Mc-Grath, 1991). Dies gilt besonders für die Migräne. Insgesamt hat aber der Kopfschmerz vom Spannungstyp den größten Anteil am Kopfschmerzgeschehen (Pothmann et al., 1994). Ein sehr hoher Leidensdruck ist nach Ergebnissen der deutschen

Tab. 1: Sekundärer und primärer Kopfschmerz

Beispiele für sekundären Kopfschmerz	Hauptformen des primären Kopfschmerzes

• Kopfschmerz nach Schädeltrauma
• Kopfschmerz bei viraler Infektion
• Kopfschmerz bei akuter Sinusitis
• Kopfschmerz bei sackförmigem Aneurysma
	• Migräne
	  – mit Aura
	  – ohne Aura
	• Kopfschmerz vom Spannungstyp
	  – episodisch
	  – chronisch

1.2 Epidemiologie

Man kann heute davon ausgehen, dass Kinder zwischen 6 und 16 Jahren zu 70 – 90 % Erfahrungen mit Kopfschmerz haben (Pothmann et al., 1994). Ältere Studien weisen deutlich niedrigere Prävalenzzahlen (45 %) auf (z. B. Bille, 1962; Sillanpää, 1976). In der überwiegenden Zahl der

Studie (Pothmann et al., 1994) bei ca. 5 % der Kinder im Alter von 8 bis 15 Jahren anzunehmen (Kriterium: mindestens drei der folgenden Merkmale treffen zu: nicht auszuhaltende Schmerzstärke, tägliches Auftreten, Dauer mehr als 12 Stunden, Schmerzmitteleinnahme). Untersuchungen zur Prognose gibt es kaum. Bille (1981) konnte allerdings zeigen, dass ca. 60 % der an Migräne erkrankten Kinder diese mit in das Erwachsenenalter nehmen. Häufig wiederkehrender oder rekurrierender Kopfschmerz im Kindes- und Jugendalter ist also ein bedeutsames Gesundheitsproblem mit einer Tendenz zur Chronifizierung.

1.3 Das Erscheinungsbild der Migräne

Bei Migräne handelt es sich um einen attackenartigen, sehr heftigen Kopfschmerz, der oft von Übelkeit und Erbrechen begleitet ist, die betroffenen Personen sind also im höchsten Maße beeinträchtigt (Tab. 2). Der Anfall beginnt häufig unilateral, wobei der Schmerz oft einen pulsierenden Charakter hat. Er ist mit sensorischer Überempfindlichkeit gekoppelt (Photo-/Phonophobie), die Betroffenen sind also sehr lichtempfindlich, auch Lärm stört sie in der Attacke mehr als sonst. Sie ziehen sich deshalb oft in ein abgeschirmtes, verdunkeltes Zimmer zurück. Körperliche Aktivität kann die Schmerzintensität erheblich verstärken. Beim Migränetyp mit Aura gehen dem Schmerzanfall Symptome wie Sehstörungen, Sprach- oder Empfindungsstörungen bis zu maximal einer Stunde voraus. Sie entwickeln sich über 5 – 20 Minuten und dauern zumeist nicht länger als 60 Minuten. Zu den typischen Aurasymptomen gehören visuelle Störungen, wie z. B. das Auftauchen sternförmiger Figuren, Flimmern oder begrenzte

Sehausfälle (Skotome). Auch Parästhesien (Missempfindungen), die oft einseitig auftreten, sind ein häufiges Aurasymptom. Migräne mit Aura ist die seltenere Form.

1.4 Das Erscheinungsbild des Kopfschmerzes vom Spannungstyp

Der Kopfschmerz vom Spannungstyp (Tab. 2) ist eher von mittlerer Intensität, kann aber über längere Zeit persistieren und sich zum Dauerkopfschmerz entwickeln. Die Schmerzqualität ist typischerweise eher dumpf und drückend. Die Schmerzlokalisation betrifft meist den ganzen Kopf. Übelkeit und Erbrechen fehlen, ebenso ausgeprägte Symptome der Phono- oder Photophobie.

Die Unterscheidung von chronischem und episodischem Kopfschmerz vom Spannungstyp beruht auf Zeitkriterien. Chronischer Kopfschmerz wird diagnostiziert bei einer Häufigkeit von mindestens 15 Tagen pro Monat. Zudem ist mittels Abtasten zu klären, ob in Ruhe oder während funktioneller Tests eine gesteigerte Schmerzempfindlichkeit der Kopfmuskeln bei den Betroffenen besteht oder ob mittels elektromyographischer Messung eine erhöhte Muskelspannung festgestellt werden kann (Diagnose: Kopfschmerz vom Spannungstyp mit oder ohne Schmerzempfindlichkeit peri-

Tab. 2: Hauptsymptome der Migräne und des Kopfschmerzes vom Spannungstyp

Migräne	Kopfschmerz vom Spannungstyp
• hohe Schmerzintensität im Anfall	• mittlere bis niedrige Intensität
• Übelkeit mit und ohne Erbrechen	• keine Übelkeit/Erbrechen
• pulsierende bzw. pochende Schmerzqualität*	• dumpfe, drückende bzw. ziehende Schmerzqualität
• Photo-/Phonophobie	• keine Photo-/Phonophobie
• Unilateralität*	• bilateraler Schmerz im ganzen Kopf
• Verstärkung bei Aktivitäten*	• keine Verstärkung bei Aktivität
• Dauer: 2 – 72 Stunden**	• Dauer: 30 Min. bis Dauerkopfschmerz episodisch: < 15 Tage/Monat chronisch: > 15 Tage/Monat
• Aura: Sehstörungen*, Parästhesien*, Sprach- und Empfindungsstörungen*	• keine Aura
	• ggf. begleitet durch Überempfindlichkeit der perikranialen Muskulatur

 * bei Kindern nicht so klar ausgeprägt
** bei Kindern eher im unteren Stundenbereich

kranialer Muskeln). Es ist also festzuhalten, dass die Diagnose Kopfschmerz vom Spannungstyp trotz dieser begrifflichen Festlegung nicht obligatorisch mit einem erhöhten Muskeltonus der Kopf- und Nackenmuskulatur verbunden ist.

Wenn sowohl Episoden von Migräne als auch Spannungskopfschmerz identifiziert werden können, kann man von kombiniertem Kopfschmerz sprechen, obwohl dies keine eigenständige Kategorie nach IHS-Kriterien darstellt.

1.5 Besonderheiten bei Kindern

Die beschriebene Symptomatik und Klassifikation beruht wesentlich auf der Beobachtung von Kopfschmerzmerkmalen bei Erwachsenen. Bei Kindern sind folgende Besonderheiten aufgefallen: Die Migräneattacken sind eher kürzer als bei Erwachsenen (unter einer Stunde bis mehrere Stunden). Manchen Kindern hilft Schlaf aus der Attacke heraus. Unilateralität des Schmerzes wird bei Kindern seltener berichtet als bei Erwachsenen (vgl. Leviton et al., 1984). Auch verschiedene Begleitsymptome wie Photophobie und Reizbarkeit scheinen seltener aufzutreten (Wöber-Bingöl et al., 1996). Dies bedeutet, dass häufiger als bei Erwachsenen die Kopfschmerztypen Migräne und Kopfschmerz vom Spannungstyp weniger gut abgegrenzt werden können. So konnten Pothmann et al. (1994) in einer epidemiologischen Studie 29 % der untersuchten Kinder keiner der beiden Hauptkategorien zuordnen.

Kapitel 2

Entstehung und Aufrechterhaltung von Kopfschmerzen: Ein biopsychosoziales Modell

2.1 Biologische Annahmen zur Ätiologie und Pathophysiologie

Migräne ist sicherlich eine der am intensivsten untersuchten Schmerzstörungen. Über Jahrzehnte hinweg war die vaskuläre Theorie von Wolff (1963) von dominanter Bedeutung, die eine vasomotorische Dysfunktion in intra- und extrakranialen Kopfgefäßen als wesentliche Ursache des Migräneschmerzes annahm, wobei eine Vasokonstriktion (mit Blutunterversorgung in bestimmten Hirnarealen) mit Aurasymptomen und eine Dilatation mit der eigentlichen Schmerzphase assoziiert wurde.

Heute stellt das Konzept der neurogenen sterilen Entzündung der Hirngefässe, die mit Vasodilatation, Ödembildung und Erniedrigung der Schmerzschwelle durch Ausschüttung algogener Substanzen einhergeht, das gängige Konzept des Migräneschmerzes dar, das mit der Wolffschen Theorie gut vereinbar ist (Soyka, 1999).

Viele Autoren (vgl. Soyka, 1999) gehen heute von einem genuin neurophysiologischen Ursprung des Migräneanfalls aus. Mit einiger Sicherheit ist der N. Trigeminus an der vaskulären Reaktion, die von einer Schmerzempfindung begleitet wird, beteiligt. Experimentelle Aktivierung des Ganglion Gasseri kann zur Freisetzung von algogenen Neuropeptiden führen, was wesentlich für die Entstehung der neurogenen Entzündung ist. Ob es sinnvoll ist, im Hirnstamm einen sogenannten Migränegenerator anzunehmen, der den Gesamtprozess triggert, ist umstritten. Auf jeden Fall werden auch hypothalamische Zentren aktiviert, die die vegetativen Symptome der Migräne erzeugen (z. B. Übelkeit, Erbrechen). Serotonin als gefäßaktiver und z. T. algogen wirkender Transmitter spielt auch eine bedeutsame Rolle im Migränegeschehen. Die neuen, offensichtlich sehr wirksamen Pharmaka gegen Migräne (Triptane) sind relativ spezifische Serotoninrezeptoragonisten.

Die hier beschriebenen Theorien betreffen die Auslösung von Migräneanfällen, nicht aber die grundsätzlichen Voraussetzungen für eine Migränestörung. Soyka (1999) zitiert Befunde, die eine neurophysiologische Hypersensitivität als dispositionelle (vermutlich hereditäre) Grundlage der Migräne als denkbar erscheinen lassen. Diese kortikale Überempfindlichkeit gegenüber sensorischen Reizen, einhergehend mit verzögerter Gewöhnung (Habituation), soll letztendlich zu einer Überlastung des Gehirns führen, was dann den Anfall auslöst. Der Anfall wird, aufgrund einiger Befunde zu einer nachfolgenden Normalisierung der Informationsverarbeitung, als Protektionsmechanismus verstanden. Es ist aber deutlich hervorzuheben, dass diese Theorie noch einen sehr hypothetischen Charakter hat.

Noch mehr Rätsel als die Migräne gibt der *Kopfschmerz vom Spannungstyp* auf. Noch vor 50 Jahren sah man Spannungskopfschmerz ausschließlich als psychisches Phänomen an. Bis vor 20 Jahren war die Fachwelt dann der festen Überzeugung, es handele sich um einen Muskelkontraktionskopfschmerz, der aus einer dauerhaften Verspannung der Kopf-Nackenmuskulatur resultiert. Dabei wurde folgende Prozesskette angenommen: Verspannung führt zu Ischämie, diese zu Sauerstoffunterversorgung des Muskels, diese wiederum zu Laktatbildung, die letztendlich in Muskelschmerz resultiert. Heute sieht man sich mit dem Erklärungsdilemma konfrontiert, dass nur bei einem Teil der Patienten eine überhöhte Muskelspannung mittels Elektromyogramm wirklich messbar ist. Andere Befunde, wie eine besondere Druckschmerzsensitivität an sog. Triggerpunkten, lassen sich besser mit dem Konzept vereinbaren, dass bei Patienten mit Spannungskopfschmerz aufgrund einer Dysfunktion zentraler antinozieptiver Systeme ursprünglich nicht noxische Stimulationen bzw. Aktivierungszustände zu einer Schmerzwahrnehmung führen. Belege für diese These sind aber sehr indirekt (vgl. Schoenen et al., 1987).

2.2 Psychosoziale Faktoren

Bei beiden Formen des chronischen rekurrierenden Kopfschmerzes ist unumstritten, dass psychologische Faktoren insbesondere bei der Auslösung von Kopfschmerzen eine wesentliche Rolle spielen. Es gibt einige Befunde, die auf eine hohe Ängstlichkeit bei Kindern mit Kopfschmerz hinweisen (vgl. Maratos & Wilkinson, 1982; Andrasik et al., 1988). Auch eine depressive Verstimmung ist beobachtet worden (Andrasik et al., 1988). Wenn auch immer wieder von psychischen Auffälligkeiten bei Kindern mit Schmerzstörungen berichtet wird (Kowal & Pritchard, 1990), so ist doch festzuhalten, dass Kinder diesbezüglich vom Mittel einer schmerzunbelasteten Stichprobe weniger abweichen als erwachsene Kopfschmerzleidende (Smith et al., 1991; Cooper et al., 1987), bei denen die Chronifizierung häufig mit psychischen Komorbiditäten einhergeht.

In zwei eigenen Studien an Kopfschmerzkindern haben wir keine Abweichung der Gruppenmittelwerte bezüglich Ängstlichkeit, Neurotizismus oder Depressivität von Normwerten festgestellt. Diese Beobachtung schließt natürlich nicht aus, dass einige dieser Kinder auffällige Testwerte aufweisen. Psychopathologische Abweichungen sind aber keinesfalls typische Merkmale bei Kindern und Jugendlichen mit Kopfschmerz.

Es kann ohne prospektive Studien nicht geklärt werden, ob ein Merkmal wie erhöhte Ängstlichkeit als Disposition oder, wie es Andrasik et al. (1988) sehen, als Konsequenz der Störung zu verstehen ist. Wahrscheinlich ist ein Rückkopplungsprozess anzunehmen, bei dem der Schmerz eine emotionale, u. U. dispositionsabhängige Reaktion hervorruft und diese wiederum schmerzverstärkend bzw. schmerzauslösend wirksam sein kann (Magni et al., 1994).

Unbestritten ist, dass emotionale Stressreaktionen eine wesentliche Rolle insbesondere bei der Auslösung von Kopfschmerzepisoden spielen. Nach Passchier und Orlebeke (1985) geben z. B. 30 – 40 % von über zweitausend untersuchten Kindern Stress als dominanten Kopfschmerzauslöser an. Auch Pothmann et al. (1994) beschreiben neben Erkältungskrankheiten belastende Aspekte in Schulsituationen und Ärger als die hauptsächlichen Auslöser. Die Stressabhängigkeit von Kopfschmerzen fügt sich gut in das Konzept der Hypersensitivität (vgl. Kap. 2.1) bei Migräne ein. Auch könnte die Balance zwischen aktivierenden und hemmenden Prozessen in der Nozizeption durch Stressoren negativ beeinflusst werden, so dass auch Spannungskopfschmerzepisoden evoziert werden können.

Ein Zusammenhang zwischen Kopfschmerz und der Anzahl kritischer Lebensereignisse ist umstritten (Cooper et al., 1987; Kowal & Pritchard, 1990). Wahrscheinlicher ist ein Zusammenwirken zwischen den sogenannten „daily hassles" und dem Auftreten von Kopfschmerz (Luka-Krausgrill & Anders, 1997). Möglicherweise sind zwischen Einwirkung der Stressoren und der Ausbildung der Störung Pufferprozesse, wie z. B. soziale Unterstützung, die Verfügbarkeit von Bewältigungsstrategien oder das Ausmaß an sozialer Kompetenz der Kinder (Walker et al., 1994), zu berücksichtigen.

Die Bedeutung sozialer Einflüsse, insbesondere der Familie, wird immer wieder diskutiert. Es gibt eine Reihe von Befunden, die zeigen, dass die Eltern von betroffenen Kindern auch selbst unter Beschwerden, insbesondere chronischen Schmerzbeschwerden, leiden (Violon & Giurgea, 1984; Harbeck & Peterson, 1992). Mikail und von Baeyer (1990) konnten zeigen, dass Kinder aus diesen sogenannten Schmerzfamilien eine deutlich höhere somatische Fokussierung aufweisen und dass sie im Ausmaß der Beschäftigung mit Gesundheit und Krankheit eine große Übereinstimmung mit dem chronisch schmerzkranken Familienmitglied zeigen. Lester et al. (1994) fanden, dass junge Erwachsene, die in einer schmerzbelasteten Familie aufgewachsen sind, von den Schmerzen, die sie im übrigen an mehr Stellen ihres Körpers verspüren, auch in ihren Aktivitäten stärker beeinträchtigt sind.

Die soziale Interpretation dieser Befunde im Sinne etwa von Modelllernen ist allerdings umstritten, da sich hereditäre Bedingungsfaktoren nicht ausschließen lassen. So haben sich in den letzten Jahren eindeutige Befunde zur genetischen Verankerung von bestimmten, allerdings eher seltenen Migräneformen ergeben (vgl. Joutel et al., 1993).

Eine Reihe von Forschern vermutet, dass auch die Familieninteraktion, z. B. Überprotektivität der Eltern, Spannungen zwischen Ehepartnern, Defizite im Problemlösen oder Rigidität eine bedeutsame Rolle spielen. Es gibt allerdings keine systematischen Untersuchungen zu dieser Fragestellung. In unserer eigenen Therapiestudie haben wir zur Evaluation „Die Familienbögen" von Cierpka und Frevert (1994) eingesetzt. In dem Fragebogen werden Informationen zur Aufgabenerfüllung, zu Rollenverhalten, Kommunikation, Emotionalität, affektiven Beziehungen, zur Kontrolle sowie zu Werten und Normen erhoben.

Dabei konnten wir bezogen auf die untersuchte Gesamtgruppe der Familien der Kinder mit Kopfschmerz keine Auffälligkeiten oder Abweichungen von der Norm feststellen.

Nach Fordyce (1976) sind operante Lernprozesse aufrechterhaltende (nicht ätiologisch relevante) Faktoren für Schmerz*verhalten*. So könnte etwa Abwesenheit von der Schule, die bei aktuellem Schmerz von den Eltern erlaubt wird, ein operanter Verstärker für die Äußerung von Schmerzbeschwerden sein, wenn die Schule als Belastung empfunden wird. Eine eigene Untersuchung an 22 Kindern mit chronischem Kopfschmerz mittels ausführlicher problemanalytischer Interviews mit den Müttern der Kinder zeigte, dass bei 19 Kindern operante aufrechterhaltende Bedingungen für den Kopfschmerz zu identifizieren waren (Maibach, 1992). Eher indirekte Belege für die Bedeutsamkeit operanten Lernens sind Befunde zur Reduktion von Kopfschmerzattacken durch operantes Management (Ramsden et al., 1983).

Insgesamt hat es aber den Anschein, dass Schmerzverhalten bzw. allgemeines Krankheitsverhalten bei Kindern nicht so ausgeprägt ist wie bei chronisch schmerzkranken Erwachsenen. Die Kinder sind vermutlich also eher in der Lage, zumindest in schmerzfreien Phasen, ihre Aktivitäten und Lebensfreude aufrechtzuerhalten, so dass die Gesamtbeeinträchtigung geringer zu sein scheint als bei Erwachsenen (vgl. Kröner-Herwig et al., 1998). Dennoch können gerade Kinder mit Migräne in ihrem Lebensalltag, z. B. auch hinsichtlich des regelmäßigen Schulbesuchs, erheblich gehandikapt sein. Schmerzstörungen bei Kindern sollten somit frühzeitig behandelt werden, um die Wahrscheinlichkeit einer Chronifizierung mit hoher Beeinträchtigung im Erwachsenenalter zu mindern.

Kapitel 3

Diagnostik und Therapiekontrolle

Es wird den Eltern kopfschmerzbetroffener Kinder empfohlen, nicht nur eine allgemeine kinder- oder hausärztliche Untersuchung, sondern auch eine fachärztliche neurologische Diagnostik anzustreben. Selbst wenn die Wahrscheinlichkeit eines symptomatischen Kopfschmerzes als Folge einer behandelbaren, u. U. gar gefährlichen Grunderkrankung, sehr gering ist, sollte diese doch mit gebührender Sicherheit ausgeschlossen werden (siehe Tab. 3). Dies bedeutet nicht, dass in jedem Fall aufwendige Prozeduren wie ein Elektroenzephalogramm (EEG), eine kraniale Computertomographie (CCT) oder eine Magnetresonanztomographie (MRT) durchgeführt werden müssen. Gerade ein EEG wird bei nicht auffälliger neurologischer Symptomatik von Experten für wenig aussagekräftig gehalten. In vielen Fällen wird der Neurologe aufgrund anamnestischer Daten und der Ergebnisse neurologischer Standardverfahren zum Urteil einer hinreichenden Ausschließbarkeit von Krankheitsursachen kommen. Auch kann der Neurologe ggf. andere Fachärzte, wie Augenarzt oder Zahnarzt, zur weiteren Abklärung hinzuziehen.

Tab. 3: Alarmglocken für Eltern und Psychotherapeuten (nach Überall, 1998)

Wann muss die Alarmglocke läuten und ein Facharzt aufgesucht werden?
• Änderungen im Kopfschmerzverlauf
• Wechsel der Kopfschmerzcharakteristik
• Auftreten neurologischer Symptome
• Verzögerung des Wachstums
• Zunahme des Kopfumfangs
• deutliche Verhaltensänderungen
• deutliche Änderungen kognitiver Funktionen bzw. Leistungsminderung in der Schule

Zur Routine der medizinischen und psychologischen Datenerhebung und Therapiekontrolle gehört das Führen eines Tagebuchs zur Erfassung der Kopfschmerzaktivität (siehe Anhang, S. 138). Hier werden die Anzahl der Tage mit und ohne Kopfschmerz, die Dauer und Intensität des Schmerzes ebenso wie die Einnahme von Medikamenten erfasst. Diese Daten sollten keinesfalls nur gesprächsanamnestisch über Aussagen von Eltern und betroffenen Kindern erhoben werden, da hier nach unseren Erfahrungen aufgrund von Erinnerungsfehlern oft wenig reliable Antworten gegeben werden.

Eine weitere Funktion des Tagebuchs ist die Analyse von Auslösern und die Erfassung von Kopfschmerzkonsequenzen (u. a. Schulabwesenheit), die für die Therapie bedeutsam sein können. Das Tagebuch sollte mindestens über *vier Wochen* vor Beginn der Therapie geführt werden, therapiebegleitend sowie am Ende der Therapie zur Effektivitätskontrolle.

Weiterhin hat sich in einer Reihe von Studien (u. a. Kröner-Herwig et al., 1998; Kröner-Herwig & Denecke, in Vorbereitung) herausgestellt, dass eine Tagebuchführung, in die die Kinder gut eingewiesen und für die sie motiviert wurden, zu positiven Veränderungen führen kann. Man kann also von einer Reaktivität der Selbstbeobachtung per Tagebuch ausgehen, die ggf. sogar eine Therapie überflüssig macht. Offenbar werden bei manchen Kindern durch die Tagebuchführung Selbstregulationstendenzen in Gang gebracht, die zur deutlichen Reduktion der Kopfschmerzhäufigkeit führen können. Es wird empfohlen, das Ausmaß an psychischen Auffälligkeiten mittels eines Tests (z. B. Persönlichkeitsfragebogen für Kinder (PFK 9-14 SB, Seitz & Rausche, 1992) zu erfassen. Sollte das Interview Hinweise auf Dysfunktionalität in der Familie ergeben, könnten die Familienbögen von Cierpka und Frevert (1994) zusätzlich zur Abklärung eingesetzt werden.

Das wichtigste Instrument in der Diagnostik ist ein ausführliches schmerzanamnestisches Interview, bei dem mindestens ein Elternteil oder ein Sorgeberechtiger und das Kind einzubeziehen sind, um auch die direkte Interaktion zwischen Kind und Bezugsperson beobachten zu können. Ein Anamnese-Leitfaden befindet sich im Anhang (S. 144) und kann zur Orientierung dienen (vgl. auch Denecke et al., 1997). Die Anamnese erhebt Daten über Intensität, Dauer, Häufigkeit, Lokalisation sowie Begleitsymptomatik des Schmerzes. Ferner beinhaltet sie offene Fragen zur Erfassung qualitativer Informationen zu den Schmerzkonsequenzen, der Schmerzauslösung, der Schmerzbewältigung, der Schmerzgeschichte und der Schmerzbewertung. Medikamentengebrauch und zusätzliche Verhaltens- und Erlebensprobleme werden ebenso erfragt. Weiterhin soll eruiert werden, ob es psychosoziale Stressfaktoren gibt, die eine besondere Rolle bei der Auslösung der Kopfschmerzen spielen (z. B. Schulangst, Schulversagen, familiäre Probleme etc.) und ob operante Faktoren die Aufrechterhaltung des Schmerzverhaltens bestimmen.

Ergeben sich bedeutsame psychopathologische oder umwelt- bzw. familienpathologische Befunde, muss gegebenenfalls in der Behandlung auf die Durchführung des beschriebenen Standardprogramms zu Gunsten einer individuellen Therapie verzichtet werden, oder es sind ergänzende Zusatzinterventionen zu erwägen. Außer bei deutlich psychopathologisch auffälligen Kindern oder exzessiven Umfeldproblemen scheint uns der richtige Weg, zunächst einmal den Selbstmanagementmöglichkeiten der Kinder, die in dem Programm STOPP DEN KOPFSCHMERZ gefördert werden, zu vertrauen. Negative Auswirkungen des Trainings sind nicht zu erwarten. Eine gute Abschlussdiagnostik nach dem achtwöchigen Training (Tagebuch, Abschlussinterview mit Kind und Eltern sowie ggf. zusätzliche Tests) wird einen weiteren Therapiebedarf (u. U. Familientherapie) in jedem Fall verdeutlichen können.

Im Sinne der Therapiekontrolle und Qualitätssicherung halten wir den Einsatz von Fragebögen zur Veränderungseinschätzung durch die Kinder und die Eltern bei Abschluss der Therapie für unverzichtbar, zumal sie auch zeitökonomisch sind.

Kapitel 4

Stand des Behandlungswissens

4.1 Medizinische Behandlungsverfahren

Zunächst soll kurz auf die Möglichkeit der medikamentösen Intervention des idiopathischen Kopfschmerzes eingegangen werden. Hierbei muss zwischen dem Ziel *der akuten Schmerzlinderung* einerseits und der *Prophylaxe* bei Migräne andererseits unterschieden werden. Diese sollen hier kurz vorgestellt werden, damit der behandelnde Psychologe oder ärztliche Psychotherapeut grobe Abweichungen von fachlichen Empfehlungen entdecken kann und Rücksprache mit dem verordnenden Arzt halten bzw. den Eltern diese anraten kann. Sowohl bei Migräne als auch bei Spannungskopfschmerz wird von den meisten Kinderärzten der Einsatz von Analgetika wie Acetylsalicylsäure (ASS; s. Tab. 4) zur Anfallskupierung empfohlen, bei Migräne gegebenenfalls kombiniert mit einem Antiemetikum (vgl. Überall, 1998). Bei Migräne muss dabei auf die frühzeitige Einnahme beider Substanzen geachtet werden.

Unterschiedliche Auffassungen bestehen bezüglich des Einsatzes von Triptanen bei akuter *Migräne*. Wegen der noch nicht ausreichend geklärten Wirkungen und Nebenwirkungen bei Kindern sind diese bei Kindern nicht zugelassen. Es wird einerseits vor der Anwendung gewarnt, andererseits sehen einige Fachleute ihren Einsatz bei schweren Anfällen wegen der bei Erwachsenen gesicherten guten Wirksamkeit und relativen Nebenwirkungsarmut als gerechtfertigt an. Dies gilt besonders dann, wenn einfache Analgetika (z. B. ASS) versagen und es zu schweren, sehr beeinträchtigenden Anfällen kommt. Auf die übliche Kupierung des Migräneanfalls durch ergotaminhaltige Präparate sollte bei kindlicher Migräne wegen der erheblichen Nebenwirkungen verzichtet werden (vgl. Überall, 1998).

Der häufigen Behandlung eines bereits eingetretenen Kopfschmerzanfalls durch Medikamente ist die medikamentöse Prophylaxe prinzipiell vorzuziehen, die aber nur bei der Migräne möglich er-

Tab. 4: Stufentherapie und Prophylaxe kindlicher Migräneattacken (nach Überall, 1998)

Medikamentöse Behandlung der leichten Migräneattacke	
1. Antiemetikum	Domperidon (z. B. Motilium) oder Metoclopramid (z. B. Paspertin)
2. Analgetikum*	Acetylsalicylsäure (z. B. Aspirin) oder Paracetamol (z. B. Ben-u-ron) oder Ibuprofen (z. B. Ibuprof)
Medikamentöse Therapie der schweren Migräneattacke	
1. siehe oben	Im Notfall: Lysinacetylsalicylat (z. B. Aspisol) oder Metamizol (z. B. Novalgin)
2. Serotoninagonist	Sumatriptan (z. B. Imigran)
3. Sedativum	Lorazepam (z. B. Tavor) oder Diazepam (Diazepam)
Medikamentöse Migräne-Prophylaxe	
1. β-Blocker	Metoprolol (z. B. Beloc) oder Propranolol (z. B. Dociton)
2. Kalziumantagonisten	Flunarizin (z. B. Sibelium)
3. nicht-steroidale Antiphlogistika	Acetylsalicylsäure (z. B. Aspirin)
4. unspezifische Serotoninagonisten	Dihydroergotamin (z. B. DET-MS)
5. NMDA-Antagonisten	Cyclandelat (z. B. Natil) oder Amantadin (z. B. Adekin)

* auch bei Spannungskopfschmerz einsetzbar

scheint. Von den meisten Medizinern wird die Ansicht geteilt, dass Betablocker die Medikamente der ersten Wahl darstellen und z. B. ergotaminhaltige Prophylaktika aufgrund ihrer potentiell negativen Wirkungen bei Kindern ausgeschlossen bleiben sollten (Überall, 1998). Ein Prophylaxeversuch sollte immer unter Tagebuchkontrolle und zeitbegrenzt stattfinden. Neueren Befunden zufolge scheint eine prophylaktische medikamentöse Behandlung der Migräne allerdings nicht effektiver zu sein als eine psychologische Behandlung (Sartory et al., 1998, Hermann et al., 1995).

Bezüglich der Therapieindikation bei kindlichem Kopfschmerz vertreten die Autorinnen die Auffassung, dass bei häufigem und schweren Kopfschmerz psychologisch fundierte Verfahren in der Behandlung *Vorrang* haben sollten, da sie eine langfristige Reduktion der Kopfschmerzaktivität bei bisher nicht bekannt gewordenen negativen Wirkungen versprechen. Ihr Effekt ist vornehmlich prophylaktisch. Es erscheint uns allerdings unerträglich und unvertretbar, bei heftigen Schmerzanfällen, insbesondere bei Migräne, Medikamente zur Anfallskupierung aus prinzipiellen Erwägungen zu verweigern (nach Prüfung der *individuellen* Wirksamkeit). Auf einen einmal begonnenen Migräneanfall kann durch selbstregulative Maßnahmen nur noch begrenzt Einfluss genommen werden. Wir halten es somit grundsätzlich für wünschenswert, dass der Medikamentengebrauch auf das notwendige minimiert und optimiert wird (in Kooperation mit dem behandelnden Arzt), wobei der erste Schritt in der Verbesserung der Selbstregulationsmöglichkeiten der Kinder zu sehen ist.

Nicht-medikamentöse medizinische Verfahren, wie z. B. die transkutane elektrische Nervenstimulation (TENS), können unter kompetenter ärztlicher Kontrolle mit einiger Wahrscheinlichkeit sinnvoll bei Kopfschmerz vom Spannungstyp eingesetzt werden (vgl. Pothmann, 1988). Allerdings beherrschen nur wenige Pädiater dieses Verfahren.

Zur Bedeutung diätetischer Maßnahmen (Auslassung bestimmter Nahrungsstoffe wegen Nahrungsmittelintoleranz) gibt es zur Zeit noch keine aussagekräftigen Studien. Vermutlich können diese nur bei den Kindern wirksam werden, deren Kopfschmerz eine allergogene Komponente aufweist.

4.2 Psychologisch fundierte Behandlungsverfahren

In der psychologischen Forschung nehmen Studien zur Wirksamkeit von *Entspannungsverfahren* den größten Raum ein. Dabei wird Entspannung in der Regel entweder über die Progressive Muskelrelaxation (PMR) oder über Biofeedback (vgl. Kröner-Herwig et al., 1998) induziert. Nur in wenigen Studien wurde Autogenes Training eingesetzt (z. B. Engel & Rapoff, 1990), dessen Effekte gegenüber der PMR nicht abfielen. Es ist zu betonen, dass sowohl PMR als auch Biofeedback immer auf die Anwendung bei Kindern und die spezielle Störung Kopfschmerz adaptiert wurden und entweder in Einzelsitzungen oder in homogenen Patientengruppen (Kinder mit Kopfschmerz) durchgeführt wurden. Die Störungsadaptation der Intervention besteht z. B. darin, dass Kopfschmerz das Leitthema der Behandlung ist, nahezu immer Kopfschmerztagebücher zur Selbstbeobachtung benutzt werden und die Auslöserproblematik in die Entspannungstherapie einbezogen wird.

Relaxationstrainings und auf Entspannung gerichtete *Biofeedbackverfahren*, wie das *Feedback zur Reduktion der Frontalismuskelspannung* bzw. *zur peripheren Temperaturerhöhung* (Handtemperaturerwärmung durch verbesserte periphere Durchblutung), sollen einen Systemzustand herabgesetzter körperlicher und psychischer Aktivierung erzeugen, indem dysregulierte Funktionen normalisiert werden können. Zudem wird Entspannung auch als aktuell einsetzbare Strategie erlernt, die in konkreten Stress- und Schmerzsituationen als Bewältigungsmaßnahme genutzt werden kann.

Eine spezifische Form des Biofeedbacks, die nicht als Entspannungsinduktion zu verstehen ist, stellt das *Vasokonstriktionsfeedback* dar. Es wird bei Migräne eingesetzt und soll zu einer Prävention des Migräneanfalls über eine verstärkte Vasokonstriktion führen. So war in einer Studie an Kindern ein Vasokonstriktionsfeedbacktraining einer medikamentösen Prophylaxe mit Propanolol überlegen (Sartory et al., 1998).

Als weiterer Wirkmechanismus des Relaxations- und Feedbacktrainings wird die Erhöhung der Selbstwirksamkeitserwartung angenommen (self-efficacy-Konzept nach Bandura et al., 1987). Der Patient kann durch das Training die Überzeugung gewinnen, er könne mittels selbst in Gang gesetzter Verhaltensweisen Kontrolle über sein Problem, hier also über den Schmerz, gewinnen. Eine gestärkte Überzeugung der Selbstwirksamkeit wirkt sich über bisher noch unbekannte Mediationsprozesse störungsmindernd aus. Eine gezielte Überprüfung dieser Prozessannahme im pädiatrischen Bereich erscheint allerdings dringend notwendig.

Zusammenfassend (vgl. die Review-Artikel von Duckro & Cantwell-Simmons, 1989; Kröner-Herwig & Ehlert, 1992) läßt sich feststellen, dass die Studien zur Wirksamkeit von Relaxations- und Biofeedbacktrainings bei Kindern mit Kopfschmerz im Alter ab etwa acht Jahren insgesamt eine hohe Erfolgsrate aufweisen. So ist häufig eine Verbesserung in der Kopfschmerzaktivität von 60 – 90 % im Durchschnitt zu beobachten und mehr als 60 % der Kinder erreichen eine klinisch relevante Symptomreduktion. Der Trainingserfolg bezieht sich im wesentlichen auf die Minderung der Anzahl der Kopfschmerzanfälle bzw. den Anstieg der kopfschmerzfreien Tage. Dagegen wird zumeist die Dauer und die Intensität der verbleibenden Anfälle weniger deutlich beeinflusst. Letzterer Befund könnte andeuten, dass die behandelten Kinder mit Hilfe der Entspannung eine Reihe von Kopfschmerzattacken verhindern können. Wenn ein Anfall aber begonnen hat, scheint er weniger leicht modulierbar zu sein; dies gilt vermutlich besonders für die Migräne.

Beachtenswert ist, dass die Anzahl der Trainingssitzungen von kaum mehr als 6 – 8 im Vergleich zu dem bei Erwachsenen üblichen Therapieumfang sehr klein ist. Die Therapieerfolgsquoten sind dagegen deutlich höher als bei Erwachsenen.

Das Therapieprogramm STOPP DEN KOPF-SCHMERZ, das in den folgenden Kapiteln dargestellt ist, versteht sich als multimodaler Therapieansatz auf der Basis eines kognitiv-verhaltenstherapeutischen Konzepts. Das Vorgehen ist von Therapieprogrammen bei Erwachsenen geprägt (vgl. Basler & Kröner-Herwig, 1998). Das Vorbild für das konkret gewählte therapeutische Vorgehen ist das Programm der kanadischen Forschergruppe um Patrick McGrath (vgl. McGrath et al., 1990). Ihr Therapieprogramm enthält, wie das vorliegende, Entspannungsübungen, die Prüfung dysfunktionaler Einstellungen und Gedanken zu Schmerz und Stress, Anleitungen zur kognitiven Umstrukturierung und zu imaginativen Bewältigungsprozessen, Aufmerksamkeitslenkungsstrategien, Unterstützung der Selbstbehauptung und Hilfen zum Problemlösen. In der von McGrath et al. (1992) durchgeführten Unter-

suchung an 87 Kindern war eine Selbsthilfeversion genauso effektiv wie die therapeutengeleitete Version (Einzeltherapie), schnitt aber deutlich besser in der Kosten/Nutzen-Relation ab.

Wie in Kap. 7 (Evaluation) dargelegt, erweist sich die von uns gewählte Gruppenversion des Programms gemessen an den berechneten Effektstärken als wirksamer und bezogen auf den therapeutischen Zeitaufwand als etwas effizienter als die Selbsthilfeversion.

Dabei ist festzuhalten, dass das Programm, unabhängig vom Typ des Kopfschmerzes, eine hohe Erfolgswahrscheinlichkeit hat. Ausgehend von einer Halbjahreskatamnese ist auch die Prognose sehr zufriedenstellend. Die Kopfschmerzreduktion nimmt nach Ende der Therapie weiter zu.

Obwohl bisher keine Studie signifikante Unterschiede in der Wirksamkeit einer Therapie zwischen Migräne und Spannungskopfschmerz feststellen konnte, sollte die Unterschiedlichkeit der Syndrome doch immer im Auge behalten werden. Die Evaluation des eigenen Programms zeigt, dass die Migränekinder früher vom Training profitierten. Daraus könnte abgeleitet werden, dass Kinder mit Spannungskopfschmerz oder kombiniertem Kopfschmerz besonders motiviert werden sollten, die Übungen auch nach der Therapie weiterzuführen. Der unterschiedliche Charakter des Kopfschmerzes macht es sinnvoll, Rückzug und Schlaf beim akuten Migräneanfall bei Kindern als eine funktionale Copingstrategie zu propagieren. Diese Strategie ist aber bei Kindern mit Spannungskopfschmerz weniger sinnvoll. Hier sollte der Einsatz von Entspannung oder Ablenkung (auch durch Aktivitäten) Vorrang haben.

Eine positive Schlussfolgerung aus den Studien zur psychologischen Kopfschmerzbehandlung bei Kindern ist, dass nach relativ kurzer Behandlungsdauer bei allen Verfahren eine große Wirksamkeit zu erwarten ist. Aufgrund der bisherigen Befunde ist jedoch nicht erkennbar, dass sich die direkte kopfschmerzbezogene Wirkung der verschiedenen Therapiemethoden deutlich unterscheidet. Der Praktiker kann also daher ein auf Kopfschmerz adaptiertes Entspannungs- oder Biofeedbacktraining mit der gleichen Begründung und Erfolgsaussicht durchführen wie das STOPP DEN KOPFSCHMERZ-Programm.

Die Autorinnen sind jedoch der subjektiven Meinung, dass das kognitiv-behaviorale Gruppentraining, das überdies deutlich effizienter ist als eine Einzeltherapie wie Biofeedback, ein breiteres Wirkungsspektrum haben könnte, in dem sich die erlernten Kompetenzen, insbesondere auch die Selbstwirksamkeitsüberzeugungen, auf andere Gesundheitsbereiche und in die Zukunft hinein positiv auswirken könnten. Sie werden in dieser Auffassung durch die Befunde zur positiven Selbstkonzeptveränderung und besseren Stressbewältigung der Kinder, die das STOPP DEN KOPFSCHMERZ-Programm absolviert haben, unterstützt. Zur empirischen Absicherung dieser Annahmen bedarf es allerdings weiterer Forschungsbemühungen.

Kapitel 5

Das Training

5.1 Zur Konzeption des Trainings

Der Konzeption des Trainings liegt die Sichtweise zugrunde, dass chronischer Kopfschmerz eine funktionelle neurologische Erkrankung darstellt, für die eine eindeutig kausale Behandlung bisher nicht existiert. Wesentliches Ziel der Therapie ist die Minimierung der Häufigkeit von Kopfschmerzanfällen. Die Beeinträchtigung durch den Kopfschmerz sollte durch eine Reduzierung von Intensität und Dauer der Attacke sowie den Aufbau der Überzeugung, Kontroll- und Bewältigungsstrategien zu besitzen, weiter gemindert werden.

Das vorgestellte verhaltenstherapeutische Training ist deshalb vorrangig als eine prophylaktische Behandlung zu verstehen, die der Anfallsentwicklung vorbeugt. Wie beschrieben, spielen neben einer vermutlich angeborenen Prädisposition die individuellen Belastungen, denen sich das Kind ausgesetzt fühlt, bei der Entwicklung und Aufrechterhaltung des Kopfschmerzes eine wesentliche Rolle. Das generelle Ziel des Trainings ist deshalb darin zu sehen, den Kindern Strategien zur Verhaltensänderung in der anfallsfreien Zeit zu vermitteln, die die schmerzauslösenden psychosozialen und körperlichen Belastungen verringern, den Umgang mit Kopfschmerz verbessern und in der Konsequenz den Kopfschmerz reduzieren. Operante Bedingungen der Aufrechterhaltung könnten aufgrund einer durch das Training erworbenen größeren Selbstsicherheit, Problemlösekompetenz und besseren Schmerzbewältigungsfähigkeit bei den Kindern aufgehoben werden.

5.2 Trainingsablauf und -durchführung

Das Programm ist als Gruppentraining konzipiert, kann jedoch in ähnlicher Form auch im Einzelkontakt durchgeführt werden. Es setzt sich aus einem Anamnesegespräch, acht Trainingssitzungen und einem Abschlussgespräch zusammen (Tab. 5). Die Sitzungen finden wöchentlich statt. Für die Sitzung sind jeweils etwa 90 Minuten vorgesehen, diese Zeit kann aber in Abhängigkeit von den Erfordernissen der spezifischen Gruppensituation flexibel gehandhabt werden.

Tab. 5: Elemente des Trainings im Überblick

Trainingsablauf	
Etwa 6 Wochen vor Beginn des Trainings	Anamnesegespräch mit Kind und Eltern Eingangsdiagnostik (ggf. weitere ärztliche Abklärung)
Baseline	4 Wochen: Führen des Kopfschmerz-Tagebuchs
Woche 1	*Was passiert in meinem Kopf?* Informationen über den Schmerz
Woche 2	*Relax!* Erlernen einer Entspannungsübung
Woche 3	*„Nicht schon wieder ...“* Identifikation von Kopfschmerz-Auslösern
Woche 4	*Schwarzmalen und Hellsehen.* Umwandlung schwarzer Gedanken in bunte Gedanken
Woche 5	*Der Aufmerksamkeitsscheinwerfer.* Aufmerksamkeit und Kopfschmerz
Woche 6	*Ich bin o.k.!* Selbstsicherer Umgang mit Freunden und Familie
Woche 7	*Die Problemlöse-Treppe.* Problembewältigung
Woche 8	*Was ein Kopfschmerz-Experte tun kann...* Rückschau auf das Gelernte und Vorausplanung
Unmittelbar nach Abschluss des Trainings	Abschlussgespräch mit Kind und Eltern Abschlussevaluation incl. Kopfschmerz-Tagebuch

Wesentliche Inhalte des ersten Gesprächs zwischen Eltern, Kind und Therapeut betreffen die Information über das Training und die Erhebung der anamnestischen Daten. Anhand des Strukturierten Kopfschmerz-Interviews für Kinder und Eltern (SIKI; Anhang, S. 144) werden die für die Kopfschmerzklassifikation notwendigen Daten entsprechend den auf Kinder adaptierten IHS-Richtlinien (Tab. 2) erhoben bzw. vorhandene Diagnosen überprüft und weitere Informationen zu psychologisch relevanten Bereichen erfragt. Nach einer ausführlichen Darstellung des Trainingsablaufs und der Bedingungen der Teilnahme werden die Eltern um ihre schriftliche Zustimmung gebeten (Anhang, S. 83). Es ist sinnvoll, bereits im Erstgespräch den Eltern den Wochentag und die Uhrzeit des Trainings mitzuteilen, damit sie ihre Terminplanung darauf einstellen können.

Ferner ist eine Bescheinigung durch einen Pädiater, Neurologen oder den Hausarzt anzufordern, aus der hervorgeht, dass symptomatischer Kopfschmerz als Folge einer Grunderkrankung ausgeschlossen werden kann. In den meisten Fällen sind nach unserer Erfahrung bereits entsprechende medizinische Untersuchungen durchgeführt worden.

Im Erstgespräch wird das Führen des *Kopfschmerz-Tagebuchs* (Anhang, S. 138) genau erläutert und – falls es notwendig erscheint – eine Tagebuchspalte exemplarisch für den vergangenen Tag gemeinsam mit dem Kind ausgefüllt. Selbstverständlich ist der Sinn und Nutzen der Tagebuchführung ausführlich zu klären und mit dem Kind festzulegen, wann und wo es die Eintragungen zuhause machen wird. Ebenso wichtig ist die Absprache der Verstärkung für jedes Ausfüllen (Sticker aufkleben, Ausmalen des Tagebuchs etc.). Falls eine weitere psychologische Testdiagnostik vorgesehen ist, sollte diese anschließend erklärt und ggf. für die Bearbeitung zu Hause mitgegeben werden. Die Eltern sollten nachdrücklich darauf hingewiesen werden, dass die Kinder sowohl das Tagebuch als auch die Fragebögen ohne Einflussnahme der Eltern ausfüllen. Im Anschluss an das Erstgespräch sind mindestens vier Wochen vor Therapiebeginn vorgesehen, in denen die Kinder die Kopfschmerz-Tagebücher bearbeiten.

Insgesamt sollte den Eltern nahe gelegt werden, dass sie die Kinder bezüglich des Trainings und der dort erfolgenden therapeutischen Hausaufgaben nicht bedrängen, antreiben oder unter Druck setzen. Eltern sollen sich möglichst wenig einmischen. Interessierte Nachfragen (ohne zu insistieren) sowie Unterstützung und Verstärkung der

selbständigen Aktivitäten der Kinder sind „erlaubt". Sinn dieser elterlichen Zurückhaltung ist die Förderung der Autonomie der Kinder.

Nach Abschluss der Tagebuchführung beginnt das Training. In jeder Sitzung sollen an geeigneter Stelle – je nach Bedarf und Wunsch der Kinder – Spiel- und Bewegungspausen eingelegt werden. Vor allem ältere Kinder ziehen es oft vor, sich während dieser Pause mit den anderen Gruppenmitgliedern auszutauschen, z. B. über ihre eigenen Erfahrungen mit dem gerade besprochenen Thema der Sitzung.

In jeder Woche wird ein neues Schwerpunktthema (s. Tab. 5) eingeführt, wobei der Therapeut die Trainingsinhalte zunächst erläutert und einübt, die Kinder aber immer in Übungen oder Gesprächsbeiträgen aktiv eingebunden werden. Die Reihenfolge der einzelnen Wochenthemen baut aufeinander auf, so dass die Sitzungsabfolge unbedingt eingehalten werden sollte.

Die *erste Sitzung „Was passiert in meinem Kopf?"* beinhaltet die Vermittlung eines sehr einfachen und anschaulichen Schmerzmodells für Migräne und Spannungskopfschmerz. Da die meisten Kinder keine oder nur eine sehr vage Vorstellung über die Grundlagen des Kopfschmerzes haben, bietet ihnen dieses Modell ein Schmerzverständnis, das den Schmerz als nichtbedrohliches, natürliches Geschehen mit einem Zusammenwirken von körperlichen und psychischen Prozessen herausstellt. Die Darstellung ist kindgerecht unter Nutzung von Bildern aufgebaut. Bei älteren Kinder kann nach Bedarf das Erklärungsmodell weniger bildlich-symbolisch ausfallen. Wesentlich ist dabei, dass auch die persönlichen Möglichkeiten der Einflussnahme auf das Geschehen verdeutlicht werden.

Das Thema *„Relax" (Sitzung 2)* mit ausführlicher Erläuterung und Einübung des Entspannungsverfahrens (Progressive Muskelrelaxation, PMR) wird sehr früh im Trainingsverlauf eingeführt, da erst die kontinuierliche mehrwöchige Anwendung des Verfahrens als Belastungsbewältigung positive Erfolge bei der Emotionsregulation zeigt. Mit Hilfe der PMR soll in Situationen erhöhter Anspannung und Aktiviertheit ein körperlicher, vor allem aber auch mentaler Entspannungszustand induziert werden, der das in vergleichbaren Situationen bestehende hohe Risiko einer Kopfschmerzattacke stark mindert. Relaxation kann auch eine bereits eingesetzte Kopfschmerzattacke mildern oder sogar beenden (am ehesten beim Spannungskopfschmerz). Das Erlernen der Relaxationstechnik fällt den meisten Kindern recht leicht (vorausgesetzt, sie haben das Ziel und den Nutzen verstanden), und es stärkt darüber hinaus auch ihr Eigenengagement.

Die Inhalte der *Sitzung 3 „Nicht schon wieder..."*, die Beschäftigung mit Auslösern des Kopfschmerzes, sind von großer Bedeutung auch für die folgenden Sitzungen. Zunächst soll den Kindern der Unterschied zwischen den (noch weitgehend unbekannten) Ursachen und den Auslösern bzw. Verstärkern des Kopfschmerzes nahe gebracht werden. „Stress" als Hauptauslösefaktor von Kopfschmerz steht dabei im Mittelpunkt der Sitzung. Die Kinder lernen, zwischen Stressoren, deren subjektiver Bewertung und Stressreaktionen zu differenzieren. Die frühzeitige Wahrnehmung von physischen und psychischen Symptomen einer Stressreaktion soll geschärft werden. Da vielfältige internale und externale Stressoren als Auslösefaktoren in Betracht kommen, werden für jedes Kind – auch mit Hilfe der Tagebuchaufzeichnungen – seine individuellen Stressoren, die als Kopfschmerzauslöser fungieren oder fungieren könnten, identifiziert. Gemeinsam mit der Gruppe werden mögliche Copingstrategien erarbeitet. Diese Strategien sollen in der folgenden Zeit im Alltag erprobt werden. Auf die Inhalte dieser Sitzung wird im Verlauf des Trainings immer wieder zurückgegriffen und darauf aufbauend die speziellen Schwerpunktthemen „Schmerzauslöser" und „Schmerzverstärker" eingeführt.

Das erste Schwerpunktthema betrifft die dysfunktionalen schmerzbezogenen Denkprozesse (Sitzung 4), die sich als übergeordnete, generell ungünstige Bedingungen für die Schmerzentwicklung herausgestellt haben. Kognitive Denkprozesse haben dabei stark handlungssteuernden Charakter. Wiederkehrender Kopfschmerz stellt für die meisten Kinder ein belastendes und bedrohliches Ereignis dar, das „ererbt oder irgendwie schicksalhaft" auftritt und durch eigene Handlungen nur wenig zu beeinflussen ist. Das Geschehen ist von der Wahrnehmung der eigenen Kontroll- und Hilflosigkeit bis hin zu Katastrophisierungen geprägt, dabei werden die eigenen Bewältigungsressourcen als sehr gering eingeschätzt. Aus diesem Grund können die Kinder keine oder nur unzureichende Copingstrategien kognitiver Art aktivieren. In *Sitzung 4 „Schwarzmalen und Hellsehen"* sollen nun dysfunktionale Kognitionen aufgedeckt, Bedrohlichkeitsbewertungen verändert und gleichzeitig Bewältigungskognitionen

mit ihren positiven Handlungskonsequenzen vermittelt werden.

Aufmerksamkeitssteuerung und Aufmerksamkeitsablenkung bestimmen das Thema der *fünften Sitzung „Der Aufmerksamkeitsscheinwerfer"*. Mit Hilfe des Scheinwerfers wird das Konzept der selektiven Aufmerksamkeit eingeführt und die Einengung des Blickwinkels auf Schmerz und Stress symbolhaft dargestellt. Durch Veränderung der Blickwinkels, d. h. durch die bewusste Lenkung der Aufmerksamkeit auf Reize, die nicht mit Schmerz und Stress verbunden sind, wird die Wahrnehmung der Kinder verändert und Stress und Kopfschmerz treten in den Hintergrund. Bei externaler Ablenkung richtet sich die Konzentration auf Dinge in der unmittelbaren Umgebung (z. B. Musik hören), während zur internalen Ablenkung kognitive Prozesse, wie z. B. Imaginationstechniken, genutzt werden. Eine Form der inneren Ablenkung ist die „Phantasiereise", mit deren Hilfe die Kinder akute Schmerzattacken bewältigen können.

In der Interaktion mit Eltern, Lehrern, Mitschülern, Freunden und Geschwistern können leicht Situationen entstehen, die zu Anspannung und Kopfschmerz führen. Hiervon sind besonders ängstliche und selbstunsichere Kinder betroffen. Ihr Selbstbild ist überwiegend durch ein negatives Körpergefühl und fehlendes Vertrauen in die eigenen Fähigkeiten gekennzeichnet. In *Sitzung 6 „Ich bin o.k.!"* lernen die Kinder mit Hilfe der Gruppe zunächst, Ansätze für positivere Selbstkonstruktionen zu entwickeln. In der nächsten Phase werden dann Unterschiede zwischen aggressiven und passiven Kommunikationsformen erarbeitet. Darauf aufbauend dienen Rollenspiele dazu, die Kinder dabei zu unterstützen, in angemessener Weise ihre Bedürfnisse zu äußern, ihren Ärger mitzuteilen, ggf. Nein zu sagen und Wünsche anderer Personen abzulehnen, so dass sie Belastungen und Anspannung aufgrund inadäquater sozialer Forderungen weitgehend vermeiden können.

Die Kinder beherrschen die Entspannungsübungen inzwischen so weit, dass eine kurze und effektive *„Mini-Entspannung"* eingeführt werden kann. Mit einem tiefen Atemzug und einer Vorsatzformel ist es den Kindern möglich, sich in nahezu jeder Situation von anderen unbemerkt, aber schnell und effektiv, zu entspannen.

Mangelnde Problemlösefähigkeiten als Wegbereiter für die nächste Kopfschmerzattacke werden in *Sitzung 7 „Die Problemlöse-Treppe"* behandelt. Ein für allgemeine Konfliktsituationen vorgesehenes Problemlösekonzept wird als Methode zur Stressbewältigung in Form einer Problemlösetreppe vorgestellt. Die Stufen der Treppe repräsentieren dabei die einzelnen Schritte, die jedes Kind zu einer möglichst guten Lösung seines Problems hinaufsteigen sollte: (1) Problemdefinition mit präziser Beschreibung, (2) Brainstorming mit der Suche nach Lösungsmöglichkeiten, (3) Bewertung aller möglichen Problemlösungen im Hinblick auf ihre Brauchbarkeit und (4) Planung der Umsetzung der präferierten Lösungsalternative. In der Gruppe wird die als beste beurteilte Lösung im Rollenspiel mit dem Ziel erprobt, die Realisierung im Alltag zu erleichtern.

In der Auseinandersetzung der Kinder mit den Themenbereichen der Sitzungen 4 bis 7 sollte der Trainer berücksichtigen, dass nicht alle Kinder Defizite in jedem dieser Bereiche aufweisen. Nach unserer Erfahrung können diese Kinder ihre Kompetenzen besser konzeptualisieren und systematischer nutzen. Gleichzeitig können sie Anregungen an weniger kompetente Kinder weitergeben, was diesen nützt und bei den ersteren das Selbstgefühl steigern kann.

In der letzten Sitzung *„Was ein Kopfschmerzexperte tun kann" (Sitzung 8)* erfahren die Kinder, auf welche Weise sie die erlernten Techniken in vier Schritten anwenden können, um den Schmerz und insbesondere den Stress einer akuten Kopfschmerzattacke soweit wie möglich unter Kontrolle zu halten. Die Kinder erhalten ferner einfache Verhaltensregeln für den akuten Kopfschmerzanfall. Ebenso enthält das Manual für interessierte Eltern ein Beiblatt mit Anweisungen für eine optimierte Ernährung bei Kopfschmerzen mit einer allergogenen Komponente.

Alle Sitzungen sind in ähnlicher Weise strukturiert:

1. Hausaufgabenbesprechung
2. Einführung in das Wochenthema
3. Übungen
4. Planung der Umsetzung in den Alltag
5. Hausaufgabenstellung für die kommende Woche

In einem Abschlussgespräch zwischen Kind, Eltern und Trainer werden Erfolg, Probleme und offene Fragen des Kindes und der Eltern besprochen. Im Rahmen dieses Gesprächs werden Kinder und Eltern angeregt, über ihre Eindrücke hinsichtlich des Trainingsablaufs und des Trainingserfolgs zu berichten. Bei nicht zufriedenstellendem Erfolg sollten mögliche Gründe besprochen werden. Ehe weitere Behandlungsmöglichkeiten in Betracht gezogen werden (z. B. Akupunktur-Behandlung o. Ä.), sollten die Beteiligten darauf hingewiesen werden, dass sich bei manchen Kindern ein deutlicher Erfolg erst nach weiterem eigenständigen Üben und Umsetzen der erlernten Strategien einstellt. Ggf. sollte eine Überprüfung des Ist-Zustandes nach zwei weiteren Monaten verabredet werden. Sollte der Therapeut unabweisbare behandlungsbedürftige Auffälligkeiten im Verhalten des Kindes festgestellt oder deutliche familiäre Belastungsstrukturen identifiziert haben, so ist weitere therapeutische Hilfe anzubieten. Dies kann bedeuten, das Kind ggf. an eine andere Behandlungsinstitution zu überweisen. Allen Kindern sollte eine Auffrischungssitzung (booster session) angeboten werden, d. h., dass bei auftretender Verschlechterung der Symptomatik bzw. bei neu entstandenen Problematiken Kind und Eltern die Möglichkeit haben sollten, mit dem Therapeuten erneut Kontakt aufzunehmen und weitere Therapieschritte zu besprechen.

Zur Erfolgskontrolle sollten im Anschluss an das Training noch einmal die Kopfschmerz-Tagebücher für vier Wochen bearbeitet werden. Diese erneute Dokumentation bietet den Kindern auch die Möglichkeit, anhand der Aufzeichnungen aus den Tagebüchern vor Beginn der Therapie Verbesserungen der direkten Kopfschmerzsymptomatik, aber auch die positiven Konsequenzen ihrer Verhaltensänderungen (z. B. Rückgang des Stresserlebens) deutlich abzulesen. Die zur Wirksamkeit des Trainings vorgesehenen weiteren Evaluationsinstrumente werden erläutert und möglichst „vor Ort" ausgefüllt (Fragebögen zum subjektiven Therapieerfolg POST und KAT s. Anhang, S. 140, 142).

Kapitel 6

Rahmenbedingungen

6.1 Die Teilnahmekriterien

Das Training wurde hauptsächlich für Kinder mit chronischem Kopfschmerz im Alter zwischen 11 und 14 Jahren evaluiert. Diese Altersgrenzen sollen allerdings nur als Richtgrößen dienen, wichtiger ist das kognitive Entwicklungsstadium des Kindes. So setzt die Bearbeitung der Trainingsinhalte Fähigkeiten wie z. B. abstraktes und hypothetisches Denken sowie eine gewisse Selbstreflexivität voraus. Auch jüngere Kinder können von dem Training profitieren, wenn ihr Entwicklungsstand das Verstehen der Inhalte erlaubt und Selbstkontrollpotentiale schon bestehen (s. Hausaufgaben).

In einer kleinen Pilotstudie sind auch Kinder zwischen 8 und 10 Jahren behandelt worden und zeigten in der Mehrzahl einen Therapieprofit.

Die Kinder, die in die Behandlung aufgenommen werden, sollten folgende Kriterien erfüllen:

- Diagnose: Migräne, Kopfschmerz vom Spannungstyp oder beide Diagnosen (Kombinierter Kopfschmerz)
- Erkrankungsdauer: ≥ 6 Monate
- Häufigkeit der Kopfschmerzepisoden: ≥ 2 Anfälle pro Monate
- ausreichende Deutsch-, Lese- und Schreibkenntnisse
- keine psychopathologischen Auffälligkeiten (z. B. hyperkinetisches Syndrom)

Insbesondere Kinder mit einem hyperkinetischen Syndrom sind für ein Training in Gruppen nicht geeignet, da sie aufgrund ihrer Störung nicht in der Lage sind, sich in die Gruppe einzufügen und konstruktiv mitzuarbeiten. Die Prognose ist nicht nur für das betroffene Kind, sondern auch für die gesamte Gruppe schlecht. Wir empfehlen diesen Kindern Therapien, in denen der spezifische Störungsschwerpunkt behandelt wird.

Ferner sollte gewährleistet sein, dass die Eltern – wenn nötig – die Kinder regelmäßig zu den Trainingssitzungen bringen können.

6.2 Das Setting

Wir plädieren aus mehreren Gründen dafür, das Training, wenn eben möglich, in der *Gruppe* durchzuführen. Die Kinder erfahren, dass sie nicht die einzigen sind, die an Kopfschmerz leiden, also keine Außenseiter sind. Die Störung wird somit als weniger bedrohlich wahrgenommen. Die Gruppe ermöglicht Modelllernen: Die Kinder können sich gegenseitig motivieren und im Sinne der Trainingsziele kann vorbildhaftes Verhalten übernommen werden. Reaktanz wird gemindert. Die Gruppe bietet die Möglichkeit der gegenseitigen Verstärkung und sozialen Unterstützung, was nur zielfördernd sein kann. Die Gruppe schafft also die besten Voraussetzungen für soziale Vergleichsprozesse, Lernen und gegenseitige soziale Unterstützung.

6.3 Die Materialien

Die Kinder sollten ein Ringbuch (DIN A4, einfache Lochung) o. Ä. zur ersten Trainingssitzung mitbringen, in das nach jeder Sitzung die entsprechenden Materialien und Arbeitsblätter eingeheftet werden. Dieses Ringbuch sollte zu jeder Sitzung mitgebracht werden. Am Ende des Trainings besitzt dann jedes Kind eine Zusammenfassung aller Trainingsinhalte und kann sich jederzeit noch einmal mit den einzelnen Bausteinen des Trainings beschäftigen. Die Kopiervorlagen aller Materialien und Arbeitsblätter befinden sich im Anhang dieses Buches.

Es sollte sichergestellt werden, dass jedes Kind über einen Kassettenrekorder verfügt, um die Entspannungsübungen zu Hause durchführen zu können. Eine Audiokassette mit den Instruktionen zur Progressiven Muskelrelaxation ist zusätzlich zu diesem Trainingsmanual erhältlich (siehe Kap. 8.2, S. 42). Zur Durchführung der Entspannungsübungen in den Gruppensitzungen sollten die Kinder für die Wochen, in denen die Übungen durchgeführt werden, eine Isomatte oder eine Decke sowie ein kleines Kopfkissen mitbringen.

6.4 Empfehlungen für die Durchführung des Trainings

Im Folgenden geben wir einige Anregungen weiter, die aus den Erfahrungen verschiedener Therapeuten mit dem Training extrahiert wurden und als Ergänzung zum Manual zu verstehen sind.

Motivation der Kinder

Die Motivation vieler Kinder an dem Training teilzunehmen, ist vor Beginn des Trainings meist nicht sehr hoch. Die Kinder leiden zwar unter den wiederkehrenden Kopfschmerzattacken, da die anfallsfreie Zeit jedoch überwiegt, empfinden sich die meisten Kinder nicht als krank. Krankheit als Leidensdruck und Therapiemotivation auf Seiten der Kinder ist somit meist kein Grund für die Aufnahme der psychologischen Therapie. In vielen Fällen drängen die Mütter – vor allem auch wegen der befürchteten negativen Wirkungen von Medikamenten – darauf, dass „endlich etwas passiert". Viele Kinder bleiben trotz der Aufklärung im Anamnesegespräch skeptisch und nehmen eine abwartende Haltung ein. Mit dem Kennenlernen der anderen Gruppenmitglieder und den meist positiven Erfahrungen in den Trainingssitzungen schwindet die Skepsis in der Regel schnell. In gleichem Ausmaß nehmen dann auch Motivation und aktive Mitarbeit zu. Dass das Training prinzipiell geeignet ist, eine sehr hohe Akzeptanz zu erzielen, zeigt die außerordentlich positive Bewertung der Kinder der Evaluationsstudie.

Einige der 13- und 14-jährigen Jugendlichen empfanden die Gestaltung der Materialien als nicht altersgerecht und fühlten sich dadurch nicht ernst genommen. Diese Vorbehalte kann der Therapeut nach unserer Erfahrung meist schnell und zur Zufriedenheit abbauen, indem er an ihre „Vernunft" appelliert und erläutert, dass die Erklärungen auch von jüngeren Kindern verstanden werden müssen, denen die Trainingsinhalte und die Materialien nur in spielerischer Weise nahegebracht werden können. Die Therapeuten sollten für die Jugendlichen die symbolisierten Inhalte (z. B. Drak und die Kopfschmerzen) in eine einfache Sprache der Physiologie übersetzen können.

Größe und Zusammensetzung der Trainingsgruppe

Der Umfang der Trainingsgruppe sollte auf max. sechs Kinder beschränkt werden. Einige Kinder beteiligen sich eigenaktiv wenig am verbalen Austausch mit dem Trainer und den anderen Gruppenmitgliedern. Bei größeren Gruppen kann es daher leicht geschehen, dass solche Kinder aufgrund der geringen Gesprächsanteile die Aufgaben nicht ausreichend bearbeiten können. In einer kleineren Gruppe ist der Therapeut besser in der Lage, diesen Kindern besondere Hilfestellung im Hinblick auf die aktive Mitarbeit zu geben.

Bei der Zusammenstellung der Trainingsgruppe empfehlen wir darauf zu achten, dass der Altersunterschied der Kinder möglichst nicht mehr als zwei Jahre beträgt. Die Einstellungen der Kinder, ihre Interessen, Vorlieben und Abneigungen werden vornehmlich durch ihre peer groups bestimmt und unterliegen sehr starken kurzfristigen Veränderungen. Zur Förderung positiver Gruppenprozesse (Kohärenzgefühl, Modelllernen, sozialer Vergleich und Unterstützung) ist es förderlich, wenn Einstellungsdiskrepanzen und Unterschiede in der kognitiven Reife möglichst gering sind.

Kenntnisse des Therapeuten in Schmerztherapie

Die Durchführung des Trainings setzt eine Ausbildung in Verhaltenstherapie voraus. Für die Therapeuten ist es sinnvoll, Kenntnisse über Kopfschmerz, chronischen Schmerz und Schmerzbehandlung allgemein zu erwerben, die über die im Manual vermittelten Inhalte hinausgehen. Häufig kommen von Kindern und besonders den Eltern sehr spezielle Fragen bezüglich Diagnostik und Therapiemöglichkeiten, die überzeugend und kompetent zu beantworten sind, d. h. eine wissensbasierte Beratung nötig machen. In diesem Zusammenhang sei auf ein 80-stündiges Weiterbildungscurriculum für die psychologische Schmerztherapie verwiesen, das von der Deutschen Gesellschaft zum Studium des Schmerzes (DGSS) und der Deutschen Gesellschaft für Psychologische Schmerztherapie und Forschung (DGPSF) angeboten wird.

Einbezug der Eltern

Aus zwei Gründen wurde auf einen expliziten Einbezug der Eltern in das Training über eine genaue Informierung hinaus verzichtet. Hauptsächlich soll die Autonomie der Kinder und ihre Fähigkeiten und Möglichkeiten zur Selbsthilfe gestärkt werden. Darüber hinaus sollen die neu gewonnenen Überzeugungen der Selbstwirksamkeit sich nicht nur im Umgang mit Kopfschmerz zeigen, sondern auch längerfristig auf das allgemeine Gesundheitsverhalten übertragen werden.

In einer eigenen Studie (Kröner-Herwig et al., 1998) zeigte sich, dass der Einbezug der Eltern in die Therapie mit drei Beratungssitzungen zu keiner deutlichen Verbesserung der Wirksamkeit der Therapie bei den Kindern führte. Höherer Aufwand führt also nicht immer zu höherer Effektivität. Erfahrungsaustausch mit den Eltern in dem hier vorgestelltem Training zeigte auch, dass ein wichtiger Vorzug für die Eltern die Entlastung von der sich selbst zugeschriebenen Verantwortlichkeit für den Kopfschmerz des Kindes war, die oft in große Hilflosigkeit und Unzufriedenheit führte, da die meisten Maßnahmen nicht zum Erfolg geführt hatten. Die Beobachtung, dass die Kinder die Kopfschmerzbewältigung „in die eigene Hand" nahmen und die erlebte Abnahme der Kopfschmerzhäufigkeit bei den Kindern, bedeutete häufig eine erhebliche Entlastung für die Eltern.

Falls sich bei ungenügendem Erfolg des Trainings als wahrscheinlich herausstellen sollte, dass operante Bedingungen im Verhalten der Eltern dafür verantwortlich sind, ist eine gezielte Beratung der Eltern selbstverständlich notwendig.

Hinweise für die Diagnostik und Trainingsevaluation

Der Interview-Leitfaden SIKI (Anhang, S. 144) wurde für die Evaluation der Forschungsstudie konzipiert und ist entsprechend umfangreich. Für die Praxis schlagen wir vor, nur therapierelevante Items in das Anamnesegespräch aufzunehmen.

Kapitel 7

Evaluation des Trainings

Das in diesem Buch vorgestellte Training wurde in der Evaluationsstudie bei identischen Inhalten in zwei Präsentationsformen untersucht: einem therapeutengeleiteten Gruppentraining und einem Selbstlerntraining. Die Ergebnisse zeigen hinsichtlich der Akzeptanz sowie der Effektivität und Effizienz eine gewisse Überlegenheit des Trainings in Gruppen, so dass hier nur das Manual des Gruppentrainings präsentiert wird. Zur besseren Veranschaulichung und Einordnung der Ergebnisse des Gruppentrainings werden aber auch die Befunde zur Selbstlernversion dargestellt.

7.1 Methodik der Untersuchung

85 Kinder im Alter von 9 – 15 Jahren (91 % zwischen 11 und 14 Jahren, M = 12.2; SD = 1.3) nahmen an der Untersuchung teil, davon waren 53 % Jungen. 29 % der Kinder litten unter Migräne, 39 % unter Kopfschmerz vom Spannungstyp und bei 32 % waren beide Kopfschmerzformen vorhanden. Nach Angaben der Eltern und der Kinder trat der Kopfschmerz bei 17 % der Kinder täglich, bei 51 % mindestens einmal wöchentlich und bei 32 % mindestens zweimal monatlich auf. Die Kopfschmerzdauer betrug im Mittel 48.4 Monate, die interindividuelle Varianz war allerdings sehr groß (SD = 30.8 Monate). In zwei Drittel der Familien befand sich ein Familienmitglied, das ebenfalls unter Kopfschmerz litt; in den meisten Fällen handelte es sich dabei um die Mutter. 16 % der Kinder lebten bei einem alleinerziehenden Elternteil. 66 % der Kinder besuchten das Gymnasium.

Die Kinder wurden randomisiert drei Untersuchungsgruppen zugewiesen: (1) dem therapeutengeleiteten Gruppentraining (TGT; n = 30) mit wöchentlichen Sitzungen, (2) dem Selbstlerntraining (SLT; n = 35) mit wöchentlichem telefonischen Therapeuten-Kontakt und (3) der Wartekontrollgruppe (WKG; n = 20), die ihren Kopfschmerz mit Hilfe eines Tagebuchs während der gleichen Zeiträume wie die Trainingsgruppen beobachtete und protokollierte (self-monitoring). Fünf Wochen vor Trainingsbeginn wurden die diagnostischen Anamnesegespräche mit Kind und Eltern (oder einem Sorgeberechtigten) durchgeführt.

Die Daten von acht Kindern mussten aus der Untersuchung herausgenommen werden (Datenfehler, Nichterfüllung von Eingangskriterien, Krankheitsgründe bzw. Zeitprobleme).

Das *Gruppentraining* fand mit sechs Einzelgruppen à 5 Kindern in der beschriebenen Weise statt. Die Kinder der *Selbstlern-Bedingung* erhielten eine genaue Anweisung hinsichtlich der Anwendung der Lernmaterialien, der Rücksendung der therapiebegleitenden Kopfschmerz-Tagebücher sowie des Gebrauchs der sonstigen Hilfsmittel. Zu einem vereinbarten Termin rief der Therapeut in jeder der acht Trainingswochen das Kind an, beantwortete Fragen zum Training, erläuterte ggf. noch einmal die Lerninhalte und motivierte und unterstützte das Kind bei der Durcharbeitung und Umsetzung der Trainingsanleitungen. Die Kinder wurden ausdrücklich darauf hingewiesen, dass bei auftretenden Problemen während der Trainingsdurchführung der Trainingsleiter tagsüber auch außerhalb der vorgesehenen wöchentlichen Telefonkontakte telefonisch zur Verfügung stehe.

Nach Abschluss der achtwöchigen Trainingsphase erfolgte für jede Trainingsgruppe die Therapieerfolgsmessung (POST-Messung) und nach sechs Monaten die Katamnese zur Beurteilung der Langzeiteffekte (KAT-Messung). Die Sechs-Monats-Analyse stützte sich dabei nur auf die Daten der beiden Behandlungsgruppen, da die Kinder der Wartekontrollgruppe in der Zwischenzeit ebenfalls das Training absolviert hatten.

Aus den im Rahmen der Forschungsstudie eingesetzten Evaluationsmaßen sind für die Ergebnisdarstellung nur diejenigen Instrumente ausgewählt, die sich für den Routineeinsatz in der Praxis eignen (Tab. 6).

Mit Ausnahme des SSK (siehe Tab. 6, Bezugsquelle s. Literaturangabe) befinden sich die Instrumente im Anhang (S. 137 ff.)

Tab. 6: Instrumente der psychologischen Diagnostik

Instrumente	PRÄ	während des Trainings	POST	KAT
SIKI – Strukturiertes Kopfschmerz-Interview für Kinder und Eltern	X			
Kopfschmerz-Tagebuch	X (4 Wochen)	X (8 Wochen)	X (4 Wochen)	X (4 Wochen)
SSK – Fragebogen zur Erhebung von Stresserleben und Stressbewältigung im Kindesalter (Lohaus et al., 1996)	X		X	
POST – Fragebogen zur subjektiven Erfolgsbeurteilung nach dem Training			X	
KAT – Fragebogen zur subjektiven Erfolgsbeurteilung sechs Monate nach dem Training				X

7.2 Ergebnisse

Die *Zufriedenheit* der Kinder mit beiden Trainingsformen war sehr hoch, wobei das Gruppentraining etwas besser abschnitt. Kein Kind fehlte unentschuldigt. Die wenigen Fehltermine ergaben sich aufgrund von Schulausflügen und Erkältungskrankheiten. Alle Kinder kamen auffallend pünktlich zu den Sitzungen und die Mütter berichteten, dass die Kinder ausgesprochen gerne am Training teilnahmen (Zufriedenheit [0-3]; TGT: M = 2.77, SD = 0.55; SLT: M = 2.36, SD = 0.78).

Die subjektiven Veränderungseinschätzungen der *Kopfschmerzsymptomatik* durch Kinder und Eltern nach dem Training ergaben leichte bis starke Verbesserungen oder Schmerzfreiheit bei insgesamt 96.6 % der TGT-Kinder und 92.9 % der dem SLT zugewiesenen Kinder. Dieses positive Ergebnis blieb auch sechs Monate später unverändert (Abb. 1). Die Eltern, die ebenfalls nach der Schmerzreduktion befragt wurden, gaben mit großer Übereinstimmung ähnliche Verbesserungen sowohl unmittelbar nach dem Training als auch nach sechs Monaten an.

Diese globalen Einschätzungen der Kinder und Eltern werden durch die Daten des Kopfschmerz-Tagebuchs gestützt. Folgende Schmerzparameter wurden ausgewertet: die *Kopfschmerz-Häufigkeit*, die *Kopfschmerz-Intensität* und die *Kopfschmerz-Dauer*. Signifikante bis hochsignifikan-

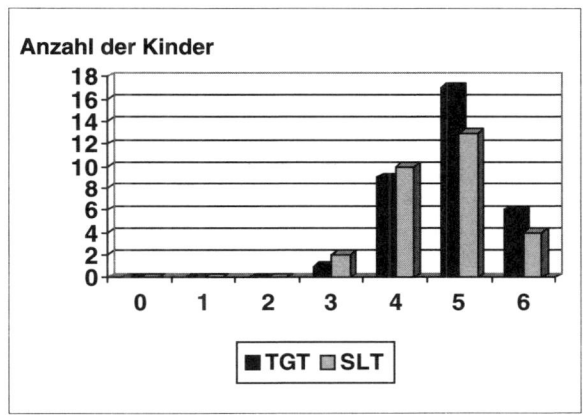

Abb. 1: Subjektive Einschätzung der Kopfschmerzverbesserung durch die Kinder zum Zeitpunkt der 6-Monatskatamnese 0 (sehr verschlechtert) – 6 (keine Kopfschmerzen mehr)

te Unterschiede zwischen PRÄ- und POST-Messung für die beiden Behandlungsgruppen bestätigen mit einer Ausnahme auch in diesen Maßen den Therapieerfolg, der in der Katamnese noch deutlich ansteigt. Aber auch in der Wartegruppe zeigt sich insgesamt – wenn auch deutlich geringer – eine Reduktion der Kopfschmerzen. Dies und die extrem hohen interindividuellen Streuungen innerhalb der Gruppen bewirkten, dass die Überlegenheit der Behandlung nur bei der Kopfschmerzhäufigkeit statistisch bedeutsam nachgewiesen werden konnte. Die Effektstärken (Abb. 2) lassen die Unterschiede zwischen den Gruppen

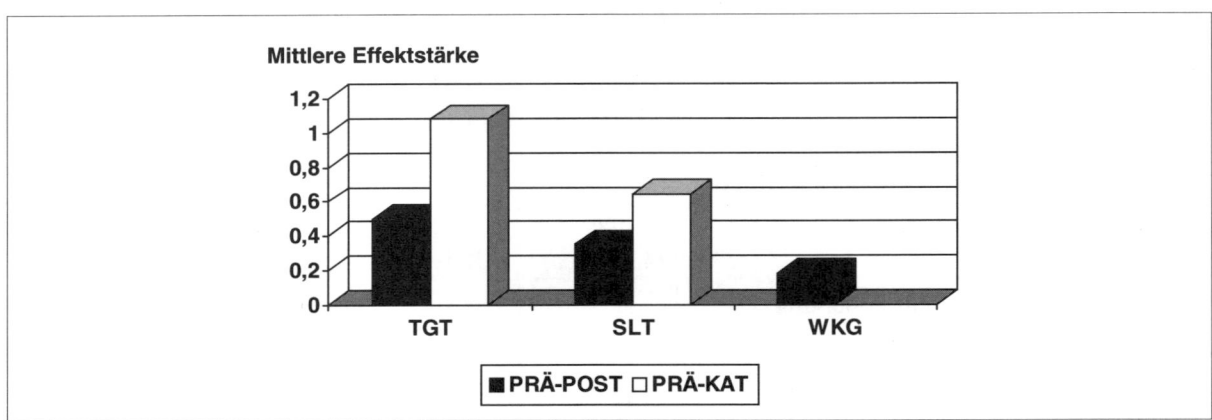

Abb. 2: Gruppen-Effektstärken gemittelt über die drei Kopfschmerzparameter für verschiedene Zeiträume

jedoch deutlich hervortreten. Die Effekte sind bei der Gruppenbehandlung am höchsten. In beiden Behandlungsformen weisen die Ergebnisse auf die wachsende Effektivität in der Katamnese hin. Die geringsten Veränderungen zeigen sich in der Wartekontrollgruppe.

Die deutlichen Verbesserungen der Kopfschmerzsymptomatik sind erfreulich, sie sind jedoch hinsichtlich des Ausmaßes der Schmerzlinderung im Einzelfall nicht sehr aussagekräftig. Nach Blanchard und Andrasik (1985) wird eine klinisch relevante Symptomverbesserung dann erreicht, wenn ein Patient den Kopfschmerz um mindestens 50 % reduzieren kann. Dies gelingt in der Katamnese bei 74 % der in der Gruppe behandelten Kinder, nur 2 % zeigen eine unveränderte oder verschlechterte Symptomatik (Tab. 7).

Mit Ausnahme des *Alters* weisen die drei Untersuchungsgruppen keine statistisch bedeutsamen Unterschiede in ihren Ausgangswerten (soziodemographische Variablen, Kopfschmerzparameter) auf. Da die Kinder der SLT-Gruppe im Mittel fast ein Jahr älter waren als die übrigen Kinder, wurde

überprüft, ob ältere Kinder von dem Training mehr profitieren. Das war nicht der Fall, so dass das Alter der Kinder und die Therapiebedingungen nicht miteinander konfundieren.

Das *Geschlecht* der Kinder und die *Kopfschmerzdiagnose* hatten zu keinem Zeitpunkt der Erhebung und in keiner Variablen einen signifikanten Einfluss auf das Therapieergebnis. Die Daten zeigen – wenn auch nicht signifikant – eine schnellere Verbesserung der Kopfschmerzaktivität bei den von Migräne betroffenen Kindern; erst in der Katamnese trat auch eine bedeutsame Symptomreduktion bei den Kindern mit Spannungskopfschmerz und Kombinationskopfschmerz auf.

Der *Medikamentenkonsum* der Kinder nahm ebenfalls ab. Allerdings ist anzumerken, dass die Kinder unserer Studie auch vor der Behandlung nur sehr selten Medikamente einnahmen.

In der therapeutengeleiteten Gruppe verbesserte sich das *Stresscoping* und minderten sich die *Stresssymptome* und das *Stresserleben* signifikant.

Tab. 7: Verbesserte (Reduktion: ≥ 50%) und unveränderte bzw. verschlechterte Kopfschmerzsymptomatik (unverändert: 100 % bzw. verschlechtert: > 100% der Baselinewerte)

	POST		KAT	
	Verbessert	**unverändert/ verschlechtert**	**verbessert**	**unverändert/ verschlechtert**
TGT	56 %	20 %	74 %	2 %
SLT	51 %	21 %	67 %	15 %
WKG	36 %	33 %		

Die Kinder wurden auch zu Veränderungen des Selbstbildes befragt (z. B. „Verglichen mit der Zeit vor dem Training, bekomme ich Probleme besser in den Griff"). Hier zeigten sich positive Befunde in dem Sinne, dass die Kinder eine deutliche Veränderung hinsichtlich eines positiveren Selbstbildes berichteten; diese Aussagen wurden durch Angaben der Eltern unterstützt.

Neben der Wirkung des Trainings auf Kopfschmerz interessierte uns, ob die Kinder die erlernten Coping-Strategien auch anwenden. Nach Abschluss des Trainings gaben die Kinder an, die kognitiven Umstrukturierungs- und Entspannungstechniken relativ häufig anzuwenden. Nach sechs Monaten hatte sich der Rückgriff auf die Techniken deutlich reduziert. Nichtsdestotrotz belegen die Ratings der Kinder in der Katamnese eine kontinuierliche, wenn auch abnehmende Anwendung der Techniken.

7.3 Bewertung der Befunde

Beide Behandlungsformen wurden von den Kindern sehr gut akzeptiert. Insbesondere das therapeutengeleitete Gruppentraining (TGT) wurde – wie es in dem hohen Prozentsatz zufriedener Kinder (96 %) zum Ausdruck kommt – sehr gut angenommen. Die wenigen Abbrüche und die geringe Zahl der Fehltermine unterstützen diese Einschätzung. Eine Reihe von Kindern gaben sogar ihrem Wunsch Ausdruck, die Gruppensitzungen über das Ende des Trainings hinaus noch fortzusetzen. Die Therapeuten charakterisierten die Kinder als insgesamt sehr kooperativ. Demgegenüber zeigen die Ratings der Selbstlerngruppe (SLT) eine etwas geringere Zustimmung und eine höhere Streuung. Dieser Befund stimmt mit den Beobachtungen der Therapeuten überein, die während der wöchentlichen Telefonkontakte deutliche interindivudelle Unterschiede in der Mitarbeit und der Motivation der Kinder im SLT feststellten.

Auch die Eltern beurteilten das Training als sehr gut, möglicherweise aus zwei Gründen: zum einen als Reaktion auf die positive Beurteilung ihrer Kinder, zum anderen als Folge der beobachteten deutlichen Verbesserungen des Kopfschmerzes aufgrund des Trainings.

Wir ziehen also die Schlussfolgerung, dass das Programm gut geeignet ist, Motivation und aktive Mitarbeit – eine Voraussetzung für die Wirksamkeit des Trainings – bei den Kindern zu wecken und über den Trainingszeitraum aufrechtzuerhalten.

Aus Sicht der Therapeuten führte das Training nicht zu einer Überforderung der Kinder, zumindest nicht in der Gruppenversion. Dies schien jedoch bei einigen Kindern des Selbstlerntrainings der Fall zu sein, die hinsichtlich ihrer Selbstregulationsfähigkeiten zum Teil überfordert waren. In diesem Zusammenhang muss auf einen auffälligen Selektionsbias bei den in unserer Studie behandelten Kindern hingewiesen werden. Eine überproportional große Anzahl der Kinder besuchte das Gymnasium und waren – nach Angaben von Eltern und Kindern – recht erfolgreiche Schüler. Insofern liefern die Evaluationsdaten nur beschränkte Möglichkeiten der Vorhersage der Adäquatheit des Trainings für Kinder aus Familien mit niedrigem sozioökonomischem Status und geringerer Bildung.

Die Effektivität der Gruppentrainings hinsichtlich der Kopfschmerzreduktion ist – vor allem wegen der guten Katamnesewerte – sehr zufriedenstellend. Die klinisch-relevante Besserungsrate von 74 % (bei nur 2 % der Kinder ohne Veränderung bzw. Verschlechterung) kann als sehr hoch betrachtet werden. Diese Einschätzung wird durch die Effektstärke von 1.08 bestätigt. Die Daten der Selbstlerngruppe weisen weniger gute Ergebnisse mit einer deutlich geringeren Effektstärke von nur 0.63 auf.

Auf die Befunde bezüglich der Wartekontrollgruppe soll wegen des sog. self-monitoring-Effektes noch einmal eingegangen werden. Etwa ein Drittel der Kinder zeigte eine klinisch relevante Verbesserung trotz einer „Behandlung", die nur aus unspezifischen Elementen bestand wie einem ca. 1-stündigen klinischen Interview mit Kind und Eltern (einer Information über die Behandlung, der Aussicht auf eine Teilnahme am Training sowie einer Selbstbeobachtungszeit von vier Wochen). Diese Ergebnisse replizieren die Befunde einer kürzlich von uns durchgeführten Studie (Kröner-Herwig et al., 1998) sowie der Studie von McGrath et al. (1992). Bislang konnte nicht geklärt werden, ob dieser Effekt auf die genannten unspezifischen Interventionen zurückgeführt werden kann oder ob er einen Spontanverlauf der Kopfschmerzen bei Kindern widerspiegelt. Ob sich dieser Effekt bei längerer Beobachtung als stabil herausstellen würde, ist ungewiss. Man sollte jedoch in der Praxis mit einer Therapie bei positiven Effekten der Selbstbeobachtung abwarten und sehen, ob die Besserung zumindest über 4 – 6 Wochen anhält. In diesem Zusammenhang sollte der Befund nicht unbeachtet bleiben, dass sich die Kopfschmerzsymptomatik bei einer beträchtlichen Anzahl von Kindern in der Kontrollgruppe (mit Tagebuchführung) verschlechterte.

Unter ökonomischen Gesichtspunkten ist die Frage, welche der beiden Trainingsformen effizienter ist, von Bedeutung. Wir haben global und nur näherungsweise die therapeutischen Zeit-Kosten (definiert als Zeitaufwand für ein Kind) geschätzt und in Relation zur Wirksamkeit gesetzt. Auf der Basis der Effektstärke als Erfolgsmaß ist das Selbstlerntraining nicht effizienter als das therapeutengeleitete Training. Unter Berücksichtigung, dass nur ein geringer Zeitaufwand pro Kind notwendig ist (etwas mehr als etwa vier Stunden pro Kind bei fünf Kindern in einer Gruppe), präferieren wir das Gruppenformat, zumal dieses die Kinder auch noch mehr angesprochen hat. Natürlich ist die Effizienz des Gruppentrainings abhängig von der Anzahl der Kinder in einer Gruppe (die nicht über sechs hinausgehen sollte). Ein Gruppentrainingsangebot kann jedoch nur erfolgen, wenn genügend Patienten gleichzeitig eingebunden werden können; dies könnte für niedergelassene Therapeuten ein organisatorisches Hindernis für ein Gruppentraining sein.

Über die Symptomreduktion hinaus sind weitere positive Wirkungen des Trainings zu beobachten. Die bessere Stressbewältigung und ein verbessertes Selbstwertgefühl könnten die Basis für eine langfristig förderliche Wirkung auf die Gesundheit und das Befinden sein. Solange dieser Effekt nicht empirisch untersucht ist, handelt es sich allerdings nur um Hypothesen, die überprüft werden müssten.

Zusammenfassend empfehlen wir, das multimodale kognitiv-behaviorale Training STOPP DEN KOPFSCHMERZ für Kinder von etwa 11 – 14 Jahren in kleinen Gruppen von 4 – 6 Teilnehmern durchzuführen. Es ist effizienter als die Selbstlernversion, stößt bei den Kindern auf mehr Akzeptanz und beinhaltet die Möglichkeit, diejenigen Kinder besser in die Therapie einzubinden, die noch keine Selbstkontrollstrategien zur Verfügung haben, wie sie ein Selbstlerntraining fordert.

Kapitel 8

Die Trainingssitzungen

8.1 Woche 1 – Der Kopfschmerz-Durchblicker

Überblick über die Sitzung
8.1.1 Wir stellen uns vor
8.1.2 Organisatorisches
8.1.3 Was werden wir in den nächsten Wochen tun? Übersicht über das Training Abschluss des Trainingsvertrages und Terminabsprache
8.1.4 „Ich weiß doch, was Schmerz ist ....“ Vorstellen der Figuren FIF und Kopfschmerzdrache DRAK Kennenlernen des Schmerzmodells: Das Schmerztor Was passiert in meinem Kopf: Der Spannungskopfschmerz und die Migräne
Dauer: ca. 90 Min.

Materialien
• Bunte FIF-Mappe für jedes Kind (DIN A4-Ringordner) • Namensschilder für Kinder und Trainer (Buttons o. Ä.) • Deckblatt für das FIF-Ringbuch • Wochen-Info 1 • Was steht an in Woche 1? • M1.1: Das Training – Übersicht über die Trainingsbausteine • M1.2: FIF und Kopfschmerzdrache DRAK • M1.3: Was passiert in meinem Kopf? Der Spannungskopfschmerz • M1.4: Was passiert in meinem Kopf? Die Migräne • M1.5: Trainingsvertrag • M1.6: Formular: Elterliche Einwilligung • M1.7: Kleine Urkunde „Der Kopfschmerz-Durchblicker“ • Kopfschmerztagebuch • Verstärkungs-, Motivations- und Spielmaterial (z. B. Sticker, bunte Filzstifte, Spiele, Malstifte, Papier, Knete, Puzzle, Sitzball, Stretchband, Igelball etc.)

8.1.1 Wir stellen uns vor

Die Kinder und der Trainer stellen sich mit Hilfe eines „Vorstellspiels“ (je nach Alter) vor. Jedes Kind hat dabei die Gelegenheit zu sagen, was es sich unter dem Training vorstellt und was es von dem Training wünscht bzw. erwartet (*„Was wünschst Du Dir, was bei dem Training passieren soll? Was soll für Dich dabei herauskommen?“*). Die Kinder erhalten Namensschildchen (bzw. Buttons o. Ä.), die sie selbst mit ihren Namen versehen und sich anheften. Anschließend werden „Gruppenregeln“ festgelegt, die für Kinder und Trainer Geltung haben:

Gruppenregeln
• Pünktlich sein! • Tolerant sein! • Den anderen ausreden lassen! • Es kann immer nur einer reden! • Petzen gilt nicht! • Zuhören und mitmachen!

Das Schild mit den Gruppenregeln wird für alle Gruppenmitglieder sichtbar im Trainingsraum an der Wand befestigt.

8.1.2 Organisatorisches

Telefonliste

Falls alle Eltern einverstanden sind, erhält jedes Kind eine vorbereitete Liste mit den Telefonnummern aller Gruppenteilnehmer, um ggf. mit den anderen Kindern in Kontakt treten zu können (z. B. wegen gemeinsamer Aktivitäten, evtl. Absagen, Bildung von Fahrgemeinschaften, o. Ä.).

Tagebücher

Der Trainer nimmt die Tagebücher der letzten Woche der Baseline-Erhebung entgegen, bespricht noch einmal evtl. auftretende Fehler und Fallen und spricht die Notwendigkeit des regelmäßigen Ausfüllens noch einmal an:

> „Durch die Tagebücher kann ich erkennen, wie schlimm und wie oft Ihr Kopfschmerzen hattet. Wir können zum Beispiel Ereignissen, die anstrengend für Euch waren und möglicherweise Kopfschmerzen gemacht haben, auf die Spur kommen. Dafür werden wir in den nächsten Wochen Eure Tagebücher noch brauchen. Deshalb müssen die Tagebücher jede Woche zum Training unbedingt und vollständig ausgefüllt mitgebracht werden.“ (s. Anhang, S. 138).

Kassettenrecorder

Der Trainer stellt sicher, dass jedes Kind zu Hause einen Kassettenrecorder zur Verfügung hat, damit die im weiteren Verlauf des Trainings eingesetzten Entspannungskassetten abgespielt werden können.

8.1.3 Was werden wir in den nächsten Wochen tun?

Übersicht über das Training

Die Ziele, das Konzept und die Sitzungsstruktur des Trainings werden den Kindern noch einmal anhand des Übersichtsblatts (M1.1, S. 78) erläutert. (Eine erste Information erhalten Eltern und Kind in dem dem Training vorangegangenen Anamnesegespräch, in dem auch bereits die elter-

liche Einwilligung in die Behandlung eingeholt wurde; M1.6, S. 83). Der Trainer kündigt an, dass auch einige Übungen zu Hause durchgeführt werden müssen, dass es sich dabei aber nicht um Hausaufgaben handelt, sondern um Dinge, die auch Spaß machen können. Die Kinder werden „zu den wichtigsten Personen" im Training und „zu angehenden Fachleuten für Kopfschmerz" erklärt.

Aus motivationalen Gründen erlangen die Kinder schrittweise den Titel eines **„Kopfschmerz-Experten"** (s. M8.1, S. 129). Dieser Titel setzt sich aus sieben Einzelurkunden (s.u.) zusammen, die jeweils passend zu der abgelaufenen Trainingssitzung an jedes Kind vergeben werden. In der Abschluss-Sitzung werden die Einzeltitel (im Sinne von Verstärkern für die Mitarbeit in den Sitzungen und die Erledigung der Wochenaufgaben) gegen die Große Urkunde „Kopfschmerz-Experte" eingetauscht. Alle Kinder erhalten die Abschlussurkunde jeweils mit ihrem eigenen Namen am Ende des Trainingsprogramms.

Urkunden der Einzelsitzungen
Sitzung 1: Der Kopfschmerz-Durchblicker
Sitzung 2: Der Entspannungs-Chef
Sitzung 3: Der Stress-Manager
Sitzung 4: Der Gedanken-Spezialist
Sitzung 5: Der Aufmerksamkeits-Checker
Sitzung 6: Der Ich bin O.K.-Meister
Sitzung 7: Der Problem-Fighter
Sitzung 8: **Große Urkunde** **„Der Kopfschmerz-Experte"**

Um die Motivation der Kinder zur Mitarbeit weiter anzuregen, kann – falls die Möglichkeit besteht – für die Teilnahme am Gesamttraining eine Überraschung (kleines Geschenk) versprochen werden.

Trainingsvertrag und Terminabsprache

Zum Abschluss dieser Sitzungssequenz wird zwischen jedem Kind und dem Trainer ein Vertrag geschlossen, der Ziele des Trainings, Verpflichtungen zur Zusammenarbeit sowie den wöchentlichen Termin mit Angabe der Uhrzeit beinhalten.

„Wie wir Euch schon bei der Besprechung mit den Eltern gesagt haben, möchten wir Euch mit dem Training helfen, dass Ihr nicht mehr so oft schlimme Kopfschmerzen habt. Dabei werden wir, das weiß ich aus anderen Gruppen, auch Spaß haben. Damit das Training auch gut klappt, schließen wir einen Vertrag ab. Darin vereinbaren wir einige Punkte und versprechen, diese Vereinbarungen einzuhalten."

Kinder sowie Trainer unterzeichnen die Verträge und erhalten jeweils eine Ausfertigung (M1.5, S. 82).

Spielpausen und Bewegungsübungen in den einzelnen Sitzungen

Wir können an jedem Nachmittag, wenn wir uns hier treffen, auch Spielpausen machen. Ihr könnt Euch dann ein Spiel aussuchen oder mitbringen, das wir zusammen spielen können. Was spielt Ihr denn immer so am liebsten zu Hause?

Bei Bedarf oder nach Wunsch kann der Trainer in allen Sitzungen an geeigneten Stellen Spielpausen einlegen. Wir empfehlen als gute Alternative entweder Übungen gegen Muskelverspannung (s. Anleitung in H. Göbel „Die Kopfschmerzen", 1997, S. 451ff.) oder Bewegungsübungen mit Sitzball, Stretchband und Igelball. Diese Übungen sollten in allen Sitzungen fortgeführt werden.

8.1.4 Schmerzedukation

Thema der Trainingswoche 1:
Ich, der Kopfschmerz-Durchblicker

Die Kinder erhalten Informationen zum Kopfschmerzsyndrom, zur Schmerzverarbeitung sowie zu psychologischen Möglichkeiten der Schmerzkontrolle.

Vorstellen der Figuren FIF und Kopfschmerzdrache DRAK

(anhand des Bildes M1.2, S. 79)

Auf diesem Bild seht Ihr FIF, ein pfiffiges Kind, das auch unter Kopfschmerzen leidet

und den Kampf gegen den Kopfschmerzdrachen DRAK aufgenommen hat. Diese beiden Comic-Figuren werden uns während des gesamten Trainings begleiten. Sie werden mir helfen, auch etwas schwierige Dinge leichter verständlich zu machen.

Subjektive Schmerztheorien der Kinder: „Ich weiß doch, was Schmerz ist ..."

Zunächst wird jedes Kind zu seiner subjektiven Schmerztheorie gefragt. Es kann mit eigenen Begriffen schildern,

- was es unter Schmerz versteht,
- wie stark sein Kopfschmerz ist,
- wie sich der Kopfschmerz im Verlauf der Attacke verändert,
- wie es seinen Kopfschmerz empfindet,
- wie sein Kopfschmerz entstanden ist,
- was im Kopf während der Attacke passiert,
- wann er auftritt,
- was es und/oder die Eltern gegen den Kopfschmerz unternimmt.

Ihr werdet jetzt sicher sagen, ICH weiß doch genau, was Kopfschmerz ist, ich habe ihn ja oft genug. Das stimmt auch. Natürlich weißt Du (ein Kind ansprechen) selbst ganz genau, wie stark der Kopfschmerz bei Dir ist und wie er sich bei Dir verhält. Aber weißt Du auch, was bei Kopfschmerz in Deinem Kopf abläuft? Und ist der Kopfschmerz bei allen Leuten gleich? Damit Du ganz genau Bescheid weißt und auch Deine Eltern noch von Dir lernen können, erzähle ich Euch, was Professoren und andere Wissenschaftler, also Fachleute oder Experten, über den Kopfschmerz herausgefunden haben.

Jeder von uns kennt Schmerz (Aua!) und weiß auch, wie weh es tut (Ziep!), aber was passiert dort, wo es schmerzt?

Kennenlernen des neuen Schmerzmodells: Das Schmerztor

Der Trainer entwickelt mit den Kindern zusammen das „neue Schmerzmodell":

Ihr habt schon ganz richtig gesagt, wie sich der Kopfschmerz bei jedem von Euch verhält. Ich fasse das noch einmal zusammen und füge an einigen Stellen etwas hinzu, damit Ihr ganz genau Bescheid wisst, wie auch Professoren und ähnliche Leute den Kopfschmerz erforschen. Wenn Euch etwas nicht klar ist, fragt am besten sofort.

Das Schmerztor

Ganz früher dachte man ganz einfach: Man schneidet sich zum Beispiel in den Finger oder bricht sich ein Bein, und der Schmerz saust sehr schnell über die Nervenleitungen ins **Gehirn.** Sobald er angekommen ist, ertönt im Gehirn – wie bei einer Glocke – ein innerliches Signal. Erst dann wird DRAK wach, und erst dann spürt man den Schmerz.

Heute weiß man schon etwas mehr über den Schmerz und erklärt das so: Auf dem Weg ins Gehirn muss der Schmerz eine Art TOR durchlaufen, das zum Gehirn gehört. Dieses **SCHMERZTOR** kann der Mensch entweder weit öffnen oder auch ziemlich eng schließen, so dass der **Schmerz entweder gut oder gar nicht gut durchkommt.** So dass DRAK aktiv wird oder ruhig bleibt. Wie geht das?

Das Schmerztor ist weit offen, wenn ...

Beispiele:
... Ihr Euch in Gedanken stark mit dem Schmerz beschäftigt,
... Ihr außer dem Schmerz nichts anderes mehr bemerkt,
... Ihr nur noch Angst habt, ob der Schmerz bald schon wieder kommt,
... Ihr meint, dass der Schmerz immer gleich stark und immer ganz schlimm ist,
... Ihr Euch wegen des Schmerzes sehr ärgert oder nur noch traurig seid,
... wenn Ihr viel Stress und Probleme habt

Das Schmerztor schließt sich, wenn ...

Beispiele:
... Ihr stark abgelenkt seid (ein Sportler merkt oft erst nach dem Spiel oder dem Sport, dass er sich verletzt hat),
... Ihr entspannt und ganz locker seid,
... Ihr wisst, dass Ihr etwas gegen den Schmerz unternehmen könnt,
... Ihr nicht nur denkt, wie schlimm das alles ist,
... Ihr Stress und Probleme meistens ganz gut im Griff habt.

In unserem Training lernt Ihr nun jede Woche eine Technik, die Euch dabei hilft, das Tor zu schließen oder es zumindest nicht mehr so ganz weit offenstehen zu lassen, so dass die Kopfschmerzanfälle weniger häufig und weniger stark werden. Jede Technik stellt einen Trainings- oder auch Mauerbaustein dar. Alle acht Bausteine des Trainings bilden dann eine Art Schutzmauer, die verhindern soll, dass das Tor zu weit offensteht.

Jetzt werdet Ihr vielleicht fragen: Brauchen wir DRAK, den Schmerz, eigentlich überhaupt? Wäre es nicht am besten, er würde einfach auf Nimmerwiedersehen verschwinden? Nein, DRAK ist für uns Menschen lebensnotwendig. Er gibt uns ein Warnsignal, dass irgendetwas im Körper nicht stimmt. Wenn man keinen Schmerz verspüren würde, würde man zum Beispiel gar nicht merken, dass vielleicht der Blinddarm unbedingt herausoperiert werden muss, weil er sich entzündet hat. Oder Ihr würdet Eure Hand nicht blitzartig von der heißen Herdplatte wegziehen, weil Ihr nicht gespürt habt, dass Ihr Euch verbrennt. Ihr seht, DRAK ist also in manchen Fällen nicht nur schlecht.

Wie könnt Ihr aber nun Euren Kopfschmerz zum Beispiel einem Freund erklären, der keine Kopfschmerzen hat? Schaut Euch dazu das Blatt „FIF und der Kopfschmerzdrache DRAK" an. Wenn FIF Kopfschmerzen hat, ist dieser Drache aufgewacht und wird aktiv.

Vielleicht wisst Ihr ja schon, dass es verschiedene Arten von Kopfschmerz gibt: Die zwei wichtigsten Arten werden **Spannungskopfschmerz** und **Migräne** genannt. Wenn beide Arten nicht gut voneinander zu unterscheiden sind und abwechselnd oder auch zusammen auftreten, heißt diese Art **GEMISCHTER** oder **KOMBINIERTER KOPFSCHMERZ.**

Als Ihr vorhin über Euren Kopfschmerz gesprochen habt, haben wir viele verschiedene Beschreibungen gehört. Jeder von uns kennt Schmerz und weiß auch, wie weh es tut, aber was passiert dort, wo es schmerzt?

Was passiert in meinem Kopf?
Spannungskopfschmerz und Migräne

Ich möchte Euch nun die beiden wichtigsten Arten, den Spannungskopfschmerz und die Migräne, erklären, damit Ihr genau wißt, was in Eurem Kopf während der Kopfschmerzattacke passiert.

Der Spannungskopfschmerz

Anhand der Schautafel (M1.3, S. 80) erläutert der Trainer den physiologischen Prozess des Spannungskopfschmerzes:

Auf dem oberen Teil siehst Du DRAK ganz friedlich in den Muskeln und Nervenleitungen liegen wie in einer Hängematte. Es geht ihm gut und er fühlt sich wohl.

Wenn Du innerlich sehr angespannt oder genervt bist oder Dich sehr stark auf etwas konzentrieren musst, macht sich das in Deinem Körper und in Deinen Muskeln bemerkbar. Die Muskeln spannen sich an und bleiben angespannt. Sie werden erst dann wieder locker, wenn das ganze Generve vorbei ist. (Die Kinder stellen „Anspannung" selbst her durch Hochziehen der Schulter und starkes Stirnrunzeln.)

Anspannung im Körper entsteht nach und nach, so, als würdest Du immer stärker an einem Gummiband ziehen. Jeder kleine Ärger, Angst oder Stress, aber auch starke Freude steigern die Anspannung. Diese Anspannung musst Du nicht immer unbedingt bemerken, sie kann ganz unbewusst da sein. Wenn die Anspannung ganz ganz stark wird, dann gibt es Probleme: Das macht sich bei manchen Menschen so bemerkbar, dass sie sauer oder gereizt werden und Streit anfangen. Zum Beispiel bei Martin oder Hannah (Namen von anwesenden Kindern – entsprechend Anamnese). Andere Menschen (Namen weiterer Kinder) werden innerlich unruhig und nervös, manche schlafen nicht mehr gut und werden traurig oder weinen. Manche Menschen, dazu könntet auch Ihr gehören, sind besonders empfindsam und reagieren auf Anspannung ganz schnell so: DRAK wird aktiv und merkt, wie die Muskeln hart und stramm werden. Er klammert sich nun so fest er kann an die Muskeln und die Nerven, damit er nicht aus seiner Hängematte herausfällt.

Wenn DRAK so aktiv ist, spürst Du das als Kopfschmerzen. Sie fühlen sich wie ein **Krampf** an. Sie krabbeln manchmal vom Nacken hoch und liegen dann auf dem ganzen Kopf. Sie sind manchmal dumpf und drücken, als ob man eine fünf Nummern zu enge Eisenkappe oder einen Reifen aus Eisen um den Kopf tragen würde oder als ob der Kopf eingedrückt würde. Manchmal sucht sich DRAK auch nur die Stirn als Kampfort aus.

Diese Form des Kopfschmerzes, die Ihr jetzt kennengelernt habt, nennt man **Spannungskopfschmerz**. Bei wem von Euch kommt diese Form des Kopfschmerzes vor?

Die Beschreibung der Schmerzqualität und des Attackenverlaufs werden anhand von Leitfragen von jedem betroffenen Kind beantwortet:

Wie fühlt sich dieser Spannungskopfschmerz denn nun Euch bei an? Wann beginnt der Schmerz häufig, wie verändert er sich und wann hört er auf?

Die Migräne

Anhand der Schautafel (M1.4, S. 81) erläutert der Trainer den physiologischen Prozess der Migräne:

Einige von Euch wissen vielleicht schon, dass sich bei Migräne nicht nur die Muskeln des Körpers (das ist die Muskulatur), sondern vor allen Dingen die **Adern** im Kopf verändern. Die Adern kann man sich auch als Schläuche vorstellen, durch die das Blut im Körper fließt. Deshalb werden sie auch Blutgefäße genannt. Auch hier ist zu sehen, dass DRAK normalerweise ruhig und friedlich in den Adern ruht und meistens schläft. Schaut Euch dazu das obere Bild auf der Tafel an.

Wenn Ihr aber nun zum Beispiel Stress habt, verengen sich zuerst die Adern im Kopf, im Gesicht, in den Händen oder Füßen. Das bedeutet, das Blut kann dort nicht mehr so gut und so schnell fließen wie sonst. Genauso läuft das ab, wenn Ihr Euch auf einen Gartenschlauch stellt und das Wasser kann nicht mehr so gut durchfließen. Ihr könnt Euch gut vorstellen, dass es DRAK dann ziemlich ungemütlich und äußerst eng wird. Er kriegt kaum noch Luft. Das ist auf dem mittleren Bild des Blattes aufgemalt. Wenn das passiert, fühlt Ihr noch keinen Schmerz. Aber eventuell spürt Ihr schon **Warnsignale,** wie z. B. kalte Hände oder Füße, ein blasses Gesicht, manchmal auch Streitlust. Manche Menschen, vielleicht auch Ihr, sehen auch helle Lichtblitze, Zick-Zack-Muster oder Punkte vor den Augen oder hören Summgeräusche in den Ohren oder ihnen wird schwindlig. Irgendwann können die Adern nicht mehr enger werden, weil DRAK von allen Seiten dagegen drückt. Schaut Euch dazu das untere Bild auf dem Blatt an. Die Adern weiten sich dadurch so sehr, dass sie leicht anschwellen und sich leicht entzünden. Dann erst spürt man die Schmerzen. Dieser Kopfschmerz hämmert und pocht, besonders hinter den Augen oder in den Schläfen. Manchmal spürt man ihn nur auf einer Kopfseite. Manchen Menschen wird es dabei übel und sie müssen erbrechen.

Eigentlich ist es normal, dass sich die elastischen Blutgefäße verengen und erweitern, weil wir Menschen im täglichen Leben mal mehr oder weniger Blut in den Adern brauchen. Wir brauchen wenig, wenn wir ruhig sind, und wir brauchen viel, wenn wir plötzlich schnell laufen oder kämpfen müssen, uns also besonders anstrengen müssen. Bei Menschen, die häufig diesen Kopfschmerz haben, dazu gehören einige von Euch, verändern sich die Gefäße allerdings zu leicht, zu oft und zu stark. Das passiert ganz besonders bei Stress. Manchmal allerdings tritt der Migränekopfschmerz gar nicht in der Situation selbst auf, in der wir Stress haben, sondern danach, wenn der Stress vorbei ist, zum Beispiel am Wochenende.

Wer von Euch hat diesen Migräne-Kopfschmerz wiedererkannt? Bei wem kommt er vor?

Die Beschreibung der Schmerzqualität und des Attackenverlaufs werden anhand von Leitfragen von jedem betroffenen Kind beantwortet:

Wie fühlt sich die Migräne denn nun Euch bei an? Wann beginnt der Schmerz häufig, wie verändert er sich und wann hört er auf?

In unserem Training werden wir also alles tun, damit es nicht mehr zu einer starken Anspannung und Verkrampfung der Muskeln oder zu einer so starken Ausweitung der Adern kommt. Mit der Zeit wollen wir erreichen, dass die Kopfschmerzanfälle weniger häufig auftreten. Deshalb werdet Ihr mit dem Training eine Art von **Schutzmauer** bauen, die so ähnlich funktioniert wie die Lärmschutzwände an der Autobahn. Diese Mauer soll vor dem Schmerztor aufgebaut werden, damit es nicht mehr so schnell zu öffnen ist. Sie hat zwei Aufgaben:

1. Sie soll dafür sorgen, dass DRAK ziemlich ungestört bleiben kann.
2. Und sie soll verhindern, dass das Schmerztor weit aufgeht.

Ich, der Kopfschmerz-Durchblicker

Das Training soll Euch auch zu einem Experten (das ist ein Fachmann) gegen den Kopfschmerz machen. Es wäre gut, wenn Ihr Euren Eltern erzählen würdet, was Ihr so als Experten in dem Training alles macht. Sie können dann von Euch lernen. Aber denkt daran, Ihr seid Euer eigener Chef. Euren Kopfschmerz stoppen, könnt nur Ihr selbst, nicht Eure Eltern.

Jetzt wisst Ihr ziemlich genau, wie das Schmerztor funktioniert. Ihr wisst, wann das Tor eher offen oder eher geschlossen ist. Ihr wisst, dass das Tor nicht nur bei Kopfschmerz, sondern auch bei anderen Schmerzen genauso funktioniert. Außerdem wisst Ihr jetzt, was in Eurem Kopf bei Spannungskopfschmerz und bei Migräne abläuft. Ihr seid also echte Kopfschmerz-Durchblicker geworden.

Damit Ihr zu Hause erzählen könnt, was Ihr heute über das Schmerztor, den Spannungskopfschmerz und die Migräne erfahren habt, bekommt Ihr nach jeder Stunde Material-Blätter über das Thema, das in der jeweiligen Trainingssitzung im Mittelpunkt stand. Heute bekommt Ihr die Blätter „Das Training", „FIF und DRAK", „Der Spannungskopfschmerz" und „Die Migräne" und den von Euch und mir unterschriebenen Trainingsvertrag mit nach Hause. Schön wäre es, wenn Ihr einige Blätter bunt anmalen könntet, weil sie dann leichter zu erklären sind. Zum Aufbewahren dieser Blätter gebe ich jedem von Euch ein Ringbuch, das **FIF-Ringbuch** (Anhang, S. 75), in das Ihr Euren Namen schreiben und Eure Blätter heften könnt. Dieses Ringbuch bringt Ihr zu jeder Trainingssitzung wieder mit.

Zum Abschluss der Sitzung erhält jedes Kind die KLEINE URKUNDE „Der Kopfschmerz-Durchblicker" (M1.7, S. 84):

Als Beweis für Euren Durchblick bei Kopfschmerzen erhaltet Ihr diese Kleine Wochen-Urkunde „Ich, der Kopfschmerz-Durchblicker". Auf dieser Urkunde fehlt nur noch Euer Name.

Die Kinder schreiben ihren Namen mit dickem Filzstift in ihre Urkunde.

Zum Schluss jeder Sitzung erhält jeder von Euch noch das Wochen-Informationsblatt „Wochen-Info 1" (S. 76) mit dem Mauer-Baustein der ersten Woche, den Ihr kennengelernt habt, sowie das Blatt „Was steht an in Woche 1?" (S. 77), auf dem steht, was Ihr in der ersten Woche zu Hause tun sollt. Alle Materialien werden nun in die FIF-Mappe eingeheftet, damit nichts verlorengeht und Ihr noch einmal nachsehen könnt, was wir besprochen haben.

Abschließend gibt der Trainer mit der Abschlussfrage „Alles o.k.? Gibt es sonst noch etwas Wichtiges zu besprechen?" den Kindern die Möglichkeit, letzte Fragen zu stellen.

8.2 Woche 2 – Der Entspannungs-Chef

Überblick über die Sitzung

8.2.1 Rückblick auf die vergangene Woche und Besprechung der Wochenaufgaben

8.2.2 Kurze Zusammenfassung der Sitzung 1

8.2.3 Entspannung
Einführung in das Thema Entspannung und „Trockenübung"
Durchführung der Entspannungsübung
Besprechung der Entspannungsübung
Das Drachenbild
Häusliches Üben

Dauer: ca. 90 Min.

Materialien

- Entspannungskassette für jedes Kind
- Wochen-Info 2
- Was steht an in Woche 2?
- M2.1: Bild des Kopfschmerzdrachen DRAK
- M2.2: Muster-Schild: BITTE NICHT STÖREN!
- M2.3: Fragen zur Entspannung
- M2.4: Kleine Urkunde „Der Entspannungs-Chef"
- Kopfschmerztagebuch
- Sticker und bunte Papierschnipsel zum Bekleben des Drachen DRAK
- Verstärkungs-, Motivations- und Spielmaterial
  (z. B. Sticker, bunte Filzstifte, Spiele, Malstifte, Papier, Knete, Puzzle, Bewegungsball, Stretchband, Igelball etc.)

8.2.1 Rückblick auf die vergangene Woche und Besprechung der Wochenaufgaben

Die Kinder geben die in der vergangenen Woche ausgefüllten Tagebücher zurück und haben dabei die Möglichkeit, sich über die dokumentierten Ereignisse zu äußern.

8.2.2 Kurze Zusammenfassung der Sitzung 1

Die Kinder berichten, ob, an wen und auf welche Weise sie ihr neues Wissen über Schmerz an ihre Eltern (oder Freunde) weitergegeben haben. Der Trainer beantwortet Fragen, die in diesem Zusammenhang auftreten.

8.2.3 Entspannung

Thema der Trainingswoche 2:
Ich, der Entspannungs-Chef

Den Kindern wird aus motivationalen Gründen die in der Sitzung 2 zu erlangende Kleine Urkunde „Der Entspannungs-Chef" in Aussicht gestellt.

Wie Ihr ja bereits wisst, werdet Ihr am Ende des Trainings die Große Urkunde „Der Kopfschmerz-Experte" bekommen, nachdem Ihr sieben Kleine Urkunden aus den Wochensitzungen erhalten habt. Wenn Ihr heute die Entspannung gut hinbekommen habt, gibt es am Ende unseres Treffens die Kleine Urkunde **„Der Entspannungs-Chef"**.

Dann kann es losgehen!

Die Entspannung ist ein wichtiger Teil unseres Trainings, denn mit ihrer Hilfe wird es Euch gelingen, Euch ganz cool und locker zu fühlen. Erinnert Euch an die letzte Stunde, in der wir besprochen haben, was bei Kopfschmerz im Kopf passiert. (Der Trainer zeigt noch einmal die Schautafeln M1.3 (S. 80) „Der Spannungskopfschmerz" und M1.4 (S. 81) „Die Migräne").

Mit der Entspannung wollen wir nun erreichen, die zu starke und zu lange Anspannung in Euren Muskeln zu verringern. Auch das Engerwerden und das schmerzhafte Ausweiten Eurer Adern soll wieder normal werden. Die Entspannung wird Euch dabei helfen, auch in schwierigen Situationen locker zu bleiben, so dass der Kopfschmerzdrache DRAK sich nicht mehr so oft meldet.

Wer die Entspannung gut geübt hat, wird bald aber noch mehr können: Ihr merkt sehr viel schneller als jetzt, ob Ihr im Alltag angespannt seid, und Ihr könnt Euch dann sofort mit der Entspannung dagegen wehren. Das ist zum Beipiel möglich, wenn man total gestresst ist, wenn man Angst hat, wenn man in der Schule einen Aussetzer hat und wenn gar nichts mehr läuft, oder in ähnlichen Situationen. Und das Beste daran ist: Niemand merkt etwas davon. Mit der Entspannung werdet Ihr wieder locker und könnt damit DRAK überlisten. Heute werdet Ihr das tolle Gefühl von Entspannung kennenlernen. Um richtig gut zu werden, muss man die Entspannung allerdings etwas trainieren. Dafür bekommt Ihr am Ende unserer heutigen Trainingsstunde eine Entspannungskassette mit Musik, mit der Ihr zu Hause weitertrainieren könnt.

Jetzt braucht Ihr nur noch ein Geheimwort. Dieses Geheimwort soll etwas mit Ruhe und Entspannung zu tun haben. Dieses Wort sagt Ihr Euch jedes Mal, wenn Ihr mit der Entspannungsübung anfangt. Zum Beispiel benutzen einige Menschen das Wort **RELAX.** Das ist englisch und heißt Entspannen. **RELAX.**

(Der Trainer heftet ein vorbereitetes Schild „RELAX" an die Wand.)

Ihr könnt aber auch ein persönliches Geheimwort nehmen, das nur Ihr kennt. Zum Beispiel RUHE, COOL oder SCHÖN oder etwas Ähnliches. Mit unserem Training sollt Ihr

also Super-Relaxer werden, die sich ganz **schnell** und **richtig** gut entspannen können, auch in **schwierigen Situationen,** wie bei einer unangenehmen Klassenarbeit oder einem heftigen Streit. Dabei hilft das Geheimwort.

„Die Trockenübung"

Um die Entspannung zu erlernen, werdet Ihr viele Muskeln Eures Körpers zuerst absichtlich hart anspannen, die Spannung einen Moment anhalten und dann wieder locker lassen, also entspannen. Damit jeder weiß, wie es geht, machen wir zuerst eine „Trockenübung", also noch keine echte Entspannung. Ich zeige Euch, wie es geht. Wartet aber, bis ich **JETZT** sage. Ballt nun einmal die rechte Hand zur Faust, so wie ich es mache. **JETZT.** Ballt sie, so fest Ihr könnt. Haltet die Spannung ein wenig fest, ich zähle jetzt bis 3 ... 1, 2, 3. Jetzt lasst die Hand locker werden, die Muskeln werden schlaff und weich. Dabei atmet ruhig weiter. Achtet bei den jetzt kommenden Übungen ganz aufmerksam darauf, wie **hart** sich die Anspannung anfühlt und wie **gut** sich die anschließende Entspannung anfühlt. Wichtig ist, dass Ihr den **Unterschied** zwischen Anspannung und Entspannung ganz deutlich spürt. Noch etwas: Wer husten oder niesen muss, darf das natürlich tun.

Der Trainer achtet darauf, dass die Kinder während der Übung ruhig weiteratmen, und vergewissert sich, dass alle Kinder die „Trockenübung" einmal durchführen konnten.

Rahmenbedingungen für die Entspannungsübung

Die Entspannungsübung PMR sollte im Liegen durchgeführt werden, da die in der Regel vorhandenen Stühle für Kinder ungeignet sind, um eine Entspannungshaltung einnehmen zu können. Aus diesem Grund sollte sichergestellt sein, dass ausreichend Decken oder Matten vorhanden sind oder von den Kindern mitgebracht werden. Jedes Kind sucht sich jetzt einen Platz auf seiner „Entspannungswiese", zieht die Schuhe aus, lockert evtl. enge Kleidungsstücke, Gürtel o. Ä. und legt sich bequem auf die Decke. Nach Abdämpfung des Lichtes setzt sich der Trainer in den Hintergrund des Raumes und leitet die Entspannungsübung ein. Während der Übung sollte der Trainer die Kinder aufmerksam beobachten und ggf. eine bestimmte Übung wiederholen, bei Unruhe Ruhesuggestionen in die Instruktion einstreuen bzw. bei äußeren Störungen die Konzentration auf die Entspannung zurückführen. Ggf. sollte die entsprechende Übung neu begonnen werden. Die zum Abschluss der Übung durchgeführte Zurücknahme der Entspannung sollte sorgfältig beachtet werden.

Die Instruktion zur Progressiven Muskelentspannung (PMR)*
[Text der Entspannungskassette – Dauer: ca. 16:15 min]

Jetzt möchtest Du Deine Entspannungsübung machen. Hast Du dafür gesorgt, dass Du ungestört bleibst? Dann kann es losgehen.

Entspannen heißt, cool sein und locker lassen können, damit auch DRAK locker bleiben kann und nicht aktiv wird. Lege Dich nun ganz bequem auf Deine Entspannungswiese, vielleicht mit einem kleinen Kissen unter Deinem Kopf. Lege Dich auf den Rücken, die Füße etwas voneinander entfernt. Die Arme und Hände liegen bequem neben dem Oberkörper. Der Kopf hat eine angenehme Lage, die Augen sind geschlossen. Alle Muskeln Deines Körpers können locker sein.

Atme nun tief ein ... und dann langsam wieder aus. Atme wieder ein und aus. Spüre, wie der Bauch sich beim Einatmen hebt und sich beim Ausatmen wieder senkt. ... Spüre, wie Luft kühl durch die Nase einströmt und warm wieder herausfließt. Lass den Körper ruhig und friedlich sein. Und weiter: Einatmen ... ausatmen.

< Sprecher-Pause: 30 sec>

Bleibe ruhig liegen.
Lass Deine Muskeln nur dann spielen, wenn ich JETZT sage.
Wir beginnen nun mit einem Spaziergang durch Deinen Körper.

Zuerst wandern wir zu Deinen **Händen und Armen**:
Stell Dir nun einmal vor, Du hättest in jeder Hand einen quietschnassen Schwamm. Drücke nun zu ... JETZT ... tue so, als ob Du versuchst, das ganze Wasser bis zum letzten Tropfen herauszudrücken. Fühle die Anspannung in Deinen Händen und Armen. Halte die Spannung einen Moment fest ... und nun lass beide Schwämme einfach fallen. Die Arme und Hände liegen locker neben Deinem Körper. ... Spürst Du, wie es sich ganz unterschiedlich anfühlt, wenn die Muskeln einmal hart angespannt und danach wohlig entspannt sind. ... Nimm nun noch einmal zwei andere nasse Schwämme auf ... JETZT ... und drücke sie wieder fest zusammen. Versuche, sie noch fester zusammenzudrücken als vorhin, es darf kein Tropfen zurückbleiben. Richtig fest! Lass nun wieder locker, die Schwämme fallen herunter. Die Arme liegen wieder neben Deinem Körper. Achte darauf, wie die harte Anspannung verschwindet und die angenehme Entspannung langsam immer deutlicher wird. Die Finger, die Hand und der ganze Arm werden lockerer und lockerer. Deine Arme fühlen sich richtig warm und schwer an.

<Sprecher-Pause: 10 sec>

Wir spazieren jetzt zu Deinen **Armen und Schultern**:
Stell Dir vor, über Dir hängt ein großer Sack voll mit Leckereien. Um nun an diese Schleckereien zu kommen, musst Du Deine Arme so weit in die Höhe strecken wie Du kannst. ... JETZT ... Fühle die Spannung in Deinen Armen und Schultern. Strecke die Arme so richtig hoch, halte sie einen Moment oben. Ich zähle jetzt bis 3 ... 1, 2, 3. Jetzt lasse sie wieder neben Deinen Körper herunterfallen. Spüre den Unterschied zwischen der Anspannung und der Entspannung. Fühle, wie Deine Schultern mehr und mehr entspannt sind. ... Da das so gut geklappt hat, hebe Deine Arme noch einmal in die Höhe und strecke sie weit aus, als wolltest Du den Himmel berühren. ... JETZT ... Fester, höher und noch etwas höher. Achte auf die Anspannung in Deinen Armen und Schultern. Sehr schön. Lass nun Deine Arme wieder neben Dich fallen und fühle, wie schön die Entspannung in Armen und Schultern ist und wie bequem Du auf Deiner Entspannungswiese liegst. Atme noch einmal tief ein und langsam aus.

<Sprecher-Pause: 10 sec>

---

* Die Audiokassette mit den Instruktionen zur PMR ist unter folgender Adresse erhältlich: Prof. Dr. B. Kröner-Herwig, Klinische Psychologie und Psychotherapie, Georg-August-Universität Göttingen, Goßlerstr. 14, 37073 Göttingen.

Unser Spaziergang geht weiter zu **Hals, Nacken und Schultern**:

Stell Dir vor, Du spielst mit Deinen Freunden Völkerball. Du stehst ganz entspannt auf dem Spielfeld und fühlst Dich pudelwohl. Plötzlich siehst Du, dass der Ball auf Dich zurast und Du ziehst ganz schnell Deinen Kopf ein. ... JETZT ... Versuche, Deine Schultern ganz hoch zu den Ohren zu ziehen und schiebe dabei Deinen Kopf zwischen die Schultern. Halte Deinen Kopf so lange in Deckung, bis der Ball vorbeigerauscht ist. .... Du hast ganz toll reagiert und kannst Dich jetzt einfach wieder entspannen, Dich einfach nur wieder wohlfühlen. ... Aber Achtung, pass auf! Erneute Gefahr ist im Verzug! Der Ball kommt zurück. Beeile Dich, fahre Deinen Kopf schnell wieder ein und halte ihn zwischen den Schultern. ... JETZT ... Sehr gut! Jetzt ist der Ball hinter Dir und Du kannst Dich wieder entspannen. Bringe Deinen Kopf wieder zum Vorschein und lass die Schultern ganz locker herunterfallen. Spüre, um wieviel schöner es ist, wenn Du entspannt bist und Dein Kopf nicht eingezogen sein muss. Die Gefahr ist vorbei, und Du fühlst Dich einfach nur gut.

<Sprecher-Pause: 10 sec>

Nun geht unsere Wanderung durch den Körper weiter, wir kommen jetzt zum **Gesicht, der Stirn und der Nase**:

Stell Dir nun einen treuen kleinen Hund vor, vielleicht einen Dackel. Er hat viele Runzelfalten auf der Stirn. Versuche einmal, Deine Stirn genauso zu runzeln wie der Dackel und ziehe die Augenbrauen so hoch Du kannst. ... JETZT ... Sehr gut, die Stirn liegt in tausend Falten. Spüre die starke Anspannung und halte sie noch einen Augenblick. Lass nun wieder locker und fühle, wie sich das tolle Gefühl der Entspannung über den gesamten Kopf ausbreitet. Genieße dieses Gefühl.

Und was macht das Gesicht und die **Nase**? Stell Dir vor, Du gehst durch eine Gaststätte und Du bemerkst einen verbrannten Geruch, der stinkt. Das magst Du ganz und gar nicht und Du rümpfst Deine Nase. ... JETZT ... Runzele sie, so sehr Du kannst, und zeige damit, wie eklig Dir der Geruch ist. Achte darauf, dass Deine Wangen und der Mund der Nase beim Runzeln helfen. Sie sind dann auch ganz angespannt. Und erst die **Augen** – kneife Deine Augen zur Unterstützung ebenfalls ganz fest zusammen. Okay, schnell raus aus dieser Gaststätte. ... Draußen ist der Geruch verflogen, hier duftet es wunderbar nach etwas, was Du gerne riechst. Lass nun alle Muskeln Deines Gesichtes wieder locker, die Wangen, den Mund und die Nase. Das tut gut. Das fühlt sich richtig cool an. Dein ganzes Gesicht ist total entspannt, und keine einzige Falte ist mehr zu sehen. Dein Gesicht fühlt sich ganz glatt und wohlig locker an.

<Sprecher-Pause: 10 sec>

Als nächstes spazieren wir ganz gemütlich auf unserer Körperwanderung weiter zum **Rücken** und zum **Bauch**: Stell Dir vor, jemand hätte Dich gefesselt, Dir ein Seil um Rücken, Bauch und Hände gebunden, Dich wie ein Päckchen verschnürt. Versuche durch Anspannung von Rücken und Bauch, die Seile zu zerreißen. Spanne Dich an, so gut es geht. ... JETZT ... Spüre die Anspannung in den Schultern und unten im Rücken, spüre die Kraft im Bauch. ... Zack, nun reißt das Seil und Du atmest aus. Du legst Dich wieder bequem hin, läßt die Muskeln locker und fühlst Dich wie befreit. Das angenehme Gefühl von Ruhe und Entspannung breitet sich in Dir aus, spüre dieses Gefühl und genieße es eine Weile.

<Sprecher-Pause: 10 sec>

Einen Teil des Körpers hast Du noch nicht besucht, das sind die **Beine und Füße**: Während Du so da liegst, will Dein Freund Deine Füße kitzeln. Oh nein, Hilfe, das möchtest Du nicht, Du bist nämlich sehr kitzlig. Spanne die Beine und den Po an, die Waden und die Oberschenkel, stelle die Füße hoch und ziehe die Fußspitzen ganz stark zu Dir hin, damit er nicht an Deine Füße herankommt. ... JETZT ... Ziehe, so fest Du kannst. Du merkst die Anspannung in den Füßen, in den Waden, in den Oberschenkeln und am Po. Halte die Spannung. ... Nun lass alle Muskeln in Beinen und Füßen wieder ganz locker. Okay, gut gemacht. Du spürst, wie die Entspannung immer besser wird, und Du genießt dieses tolle Gefühl.

Aber was ist das? Plötzlich kommt Dein Freund zurück und will Dich schon wieder kitzeln. Schnell, spanne Beine und Füße an und ziehe die Fußspitzen nun wieder ganz fest zu Dir hin. ... JETZT ... Es hat geklappt, er ist wieder fort. Du kannst Füße, Beine und Po locker fallen lassen und total entspannen. Du kannst die Entspannung so richtig genießen. Spüre, wie toll es sich anfühlt, so richtig entspannt zu sein. Nirgendwo im Körper ist auch nur die geringste Anspannung zu spüren.

Wir kommen jetzt zum Ende der Übung: Bleibe jetzt noch eine Weile so wohlig warm und entspannt liegen. Lass dieses Gefühl in jeden Teil Deines Körpers fließen: in die Arme, die Hände, in die Stirn, die Kopfhaut, die Wangen und die Nase, in den Hals, Nacken und die Schultern, den Rücken hinunter, in den Bauch, den Po, die Beine, bis in die Füße und in die Zehenspitzen hinein. Genieße dieses Gefühl von Ruhe und Entspannung noch etwas ganz für Dich alleine.

<Sprecher-Pause: ca. 1 Minute>

Die Übung geht nun zu Ende. Sage ganz leise zu Dir selbst: „Ich höre jetzt mit der Übung auf." Spanne langsam beide Hände wieder an, winkel die Arme ein paar Mal an. Dehne und strecke und räkele Dich wohlig, als ob Du aus einem tiefen Schlaf erwacht seist. Atme tief ein und langsam wieder aus. Schüttele Deine Muskeln, ... öffne dann die Augen und setze Dich auf.

Führt diese Übung nun jeden Tag durch, um mehr und mehr entspannt sein zu können. Sucht Euch einen günstigen Zeitpunkt zum Üben aus, an dem Euch niemand mehr stören kann.

Besprechung der Entspannungsübung

Nach Abschluß der Übung geht der Trainer auf die Empfindungen jedes einzelnen Kindes ein, hebt positive Erfahrungen hervor und verstärkt sie. Er versucht, Unsicherheit und problematische Erfahrungen mit der Entspannungsübung auszuräumen; er macht deutlich, dass tiefe Entspannung nicht sofort gelingt, sondern dass dazu Übung und Geduld erforderlich ist. Folgende Leitfragen können für die Besprechung hilfreich sein:

• Wie hat Euch die Übung gefallen?
• Wie fühlt Ihr Euch jetzt?

• Wie gut konntet Ihr Euch auf die Übung konzentrieren?
• Ist es schön, das wohlige Gefühl der Entspannung genießen zu können?
• Was war schwierig?
• Welche Muskeln waren leicht zu entspannen?
• Welche Muskeln waren schwer zu entspannen?

Das Drachenbild

In einer Spielpause kann das Drachenbild DRAK (M2.1, S. 87) ausgeteilt werden, das die Kinder bunt anmalen können. Für jede weitere Übung soll der Drache mit kleinen Stücken Buntpapier beklebt werden, so dass er am Ende des Trainings vollständig mit bunten Papierschnipseln bedeckt sein wird. Für die erste Übung (aus der Sitzung 2) kleben die Kinder das erste Stück Buntpapier auf den Drachen.

Häusliches Üben

Die Kinder erhalten als Hausaufgabe den Auftrag, die Entspannungsübung einmal täglich zu Hause durchzuführen. Sie erhalten zu diesem Zweck eine Tonbandkassette mit der Entspannungsinstruktion PMR (Seite A der Kassette). Gemeinsam mit den Kindern bespricht der Trainer die Rahmenbedingungen für die Durchführung der Übungen. Jedes Kind sollte eine Zeit im Tagesablauf und möglichst einen Raum für sich finden, in dem es täglich seine Übungen ungestört durchführen kann.

Ich gebe jedem von Euch eine Tonkassette für Euren Kassettenrecorder mit nach Hause, damit Ihr dort für Euch üben könnt. Später, wenn Ihr etwas vertrauter mit den Entspannungsübungen seid, werdet Ihr die Entspannung ohne die Kassette machen können. Betrachtet die Entspannung als „kleine Pause zwischendurch", in der Ihr Euch Zeit für Euch selbst nehmt und in der Ihr Eure Übung genießt und die Entspannung auf Euch wirken lasst. Tief entspannt zu sein, ist eine sehr angenehme Erfahrung. Nutzt die Entspannungsübungen als ganz kleine „Ferien" und erlebt sie als angenehme Unterbrechung an einem erlebnisreichen Tag.

Die Übung dauert etwa 20 Minuten. Es ist sehr wichtig, dass Ihr diese Übung jeden Tag regelmäßig und möglichst zur gleichen Zeit macht (z. B. jeden Tag nach der Schule oder bevor Ihr schlafen geht). Wenn Ihr die Entspannungsübung durchführt, solltet Ihr auf jeden Fall einen Ort haben, an dem Ihr ungestört üben könnt. Ihr könnt einen bequemen Sessel, eine Couch oder das Bett dazu benutzen oder Euch einfach nur auf den Boden legen.

Weiter ist ganz wichtig, dass niemand von der Familie Euch stört. Dafür braucht Ihr unbedingt Euer ganz persönliches **BITTE NICHT STÖREN-Schild**. Dieses Schild könnt Ihr so malen und gestalten, dass es Euch gefällt und in der Familie so richtig auffällt. Es soll für Eure Eltern oder Geschwister ganz deutlich ein Signal sein: Ich möchte jetzt gerne alleine sein und meine Entspannungsübungen gegen den Kopfschmerz durchführen. Dieses Schild hängt oder klebt Ihr dann während der Übung so an Eurer Zimmertür an, dass noch nicht einmal ein blinder Maulwurf es übersehen und Euch bei der Übung stören kann.

Schild: BITTE NICHT STÖREN malen lassen
Jedes Kind malt sein eigenes Schild mit der Aufschrift „BITTE NICHT STÖREN!" (als Muster bzw. zum Anmalen kann M2.2, S. 88, dienen).

Das Blatt „Fragen zur Entspannung"

Zur Kontrolle der Entspannungsübungen erhalten die Kinder das Blatt „Fragen zur Entspannung" (M2.3, S. 89). Das Blatt wird täglich ausgefüllt und zur nächsten Sitzung mitgebracht, um auf eventuelle Schwierigkeiten bei der Entspannungsübung eingehen zu können.

Damit wir wissen, ob die Entspannung gut geklappt hat, teile ich jetzt das Blatt „Fragen zur Entspannung" aus. Dieses Blatt gehört in Euren FIF-Ringordner. Auf dieses Blatt tragt Ihr dann jeden Tag ein: Hast Du heute Entspannung geübt? Wie hat es geklappt? Hat Dich etwas beim Üben gestört? Hast Du die

Übung heute gerne gemacht? Wie das geht, zeigt die Antwort, die FIF gegeben hat. Das ist ziemlich einfach.

Falls Ihr es schafft, die Übung zweimal pro Tag zu machen, wäre dies super-cool und würde DRAK selbst Kopfschmerzen bereiten. Das Ziel für Euch wird sein, Euch schnell und leicht zu entspannen, auch in den schwierigsten, also ziemlich un-coolen Situationen.

Achtung: Am Schluss noch ein wichtiger Hinweis für die Kinder, die unter Migräne leiden. Wenn die Migräneattacke da ist, soll keine Entspannung mehr gemacht werden. Bei Migräne schmerzen ja gerade die erweiterten Adern im Kopf und die Entspannung würde die Adern noch mehr erweitern.

Zum Abschluss der Sitzung erhält jedes Kind die KLEINE URKUNDE „Der Entspannungs-Chef" (M2.4, S. 90).

Da die Entspannung bei Euch so gut geklappt hat, kann ich jedem von Euch heute diese kleine Wochen-Urkunde „Ich, der Entspannungs-Chef" geben.

Die Kinder tragen ihren Namen in die Urkunde ein.

Dazu gehört noch das Wochen-Informationsblatt „Wochen-Info 2" (S. 85) mit dem Mauer-Baustein der zweiten Woche sowie das Blatt „Was steht an in Woche 2?" (S. 86), auf dem steht, was Ihr in der zweiten Woche zu Hause machen sollt. Alle Materialien werden nun in die FIF-Mappe eingeheftet, damit nichts verloren geht.

Der Trainer stellt die Abschlussfrage „Alles o.k. für heute? Gibt es sonst noch etwas Wichtiges zu besprechen?" und beantwortet eventuelle Fragen der Kinder.

8.3 Woche 3 – Der Stress-Manager

<table>
<tr><td colspan="2">Überblick über die Sitzung</td></tr>
<tr><td colspan="2">

8.3.1 Rückblick auf die vergangene Woche und Besprechung der Wochenaufgaben

8.3.2 Kurze Zusammenfassung der Sitzung 2

8.3.3 Kopfschmerzauslöser und Stress
Wahrnehmen und Erkennen von kopfschmerzauslösenden Bedingungen
Vermeiden und Bewältigen von kopfschmerzauslösenden Bedingungen

Dauer: ca. 90 Min.
</td></tr>
<tr><td colspan="2">Materialien</td></tr>
<tr><td colspan="2">

- Wochen-Info 3
- Was steht an in Woche 3?
- M3.1: Beispiele für Stress-Signale und für Kopfschmerzauslöser
- M3.2: Meine Stress-Signale
- M3.3: Puzzle „Meine Kopfschmerzauslöser"
- M3.4: Fragen zur Entspannung
- M3.5: Kleine Urkunde „Der Stress-Manager"
- Kopfschmerztagebuch
- Verstärkungs-, Motivations- und Spielmaterial (z. B. Sticker, bunte Filzstifte, Spiele, Malstifte, Papier, Knete, Puzzle, Sitzball, Stretchband, Igelball etc.)
</td></tr>
</table>

8.3.1 Rückblick auf die vergangene Woche

Die Kinder geben die in der vergangenen Woche ausgefüllten Tagebücher zurück und haben dabei die Möglichkeit, sich über die dokumentierten Ereignisse zu äußern.

8.3.2 Kurze Zusammenfassung der Sitzung 2 und Besprechung der Wochenaufgabe

Die Kinder berichten mit Hilfe des ausgefüllten Blattes „Fragen zur Entspannung" über ihre Erfahrungen mit der Entspannungsübung. Eine Zusammenfassung der ersten Woche kann anhand folgender Fragen geschehen:

- Wie haben die Entspannungsübungen geklappt?
- Wie oft hast Du in der letzten Woche mit der Entspannungskassette geübt?
- Hast Du irgendwelche Empfindungen in Deinem Körper gespürt?

- Wie gut hast Du Dich am Ende der Übungen gefühlt?
- Wann hast Du in der letzten Woche festgestellt, dass Dein Körper angespannt war?
- Was passiert in Deinem Körper, wenn Du in der Schule angespannt bist?
- Wie fühlt sich Dein Körper an, wenn Du angespannt fernsiehst oder wenn Du mit Deinen Freunden unterwegs bist?
- Konntest Du Situationen erkennen, die in Deinem Körper ein Gefühl von Anspannung ausgelöst haben?
- Kannst Du mir ein Beispiel nennen für eine Situation, in der Du Dich angespannt gefühlt hast?
- Was waren Deine Anzeichen von Anspannung?

Aus Übungsgründen sollte nach dieser Besprechung noch einmal die Progessive Muskelentspannung durchgeführt werden.

Im Anschluss daran wird der Kopfschmerzdrache DRAK mit bunten Papierschnipseln als Belohnung für das tägliche Üben der Progressiven Muskelrelaxation beklebt oder stückweise bemalt.

8.3.3 Kopfschmerzauslöser und Stress

Thema der Trainingswoche 3:
Ich, der Stress-Manager

Wahrnehmen und Erkennen von kopfschmerzauslösenden Bedingungen

Die Kinder werden in die Selbstbeobachtung von auslösenden und schmerzverstärkenden Kopfschmerzfaktoren eingewiesen. Die frühzeitige Wahrnehmung dieser Faktoren soll geschult und verbessert werden, um Auslöser vermeiden und damit Kopfschmerzattacken vorbeugen zu können.

Heute geht es darum herauszufinden, was eigentlich Euren Kopfschmerz auslöst. Es ist sehr wichtig für Euch zu wissen, was bei jedem von Euch passieren muss, damit der Kopfschmerz überhaupt kommen kann und warum er manchmal schlimmer und schlimmer wird. Je mehr Ihr darüber wisst, umso besser könnt **Ihr selbst** solchen Dingen oder Situationen aus dem Wege gehen. Zwei Worte solltet Ihr dafür kennen: die **Kopfschmerzauslöser** und den **Stress**.

Die Kopfschmerzauslöser sind dafür verantwortlich, dass der Kopfschmerz ausgelöst wird, also überhaupt beginnt. Sie erscheinen **vor dem Kopfschmerz**. Es gibt sehr viele und für jeden Menschen ganz unterschiedliche Kopfschmerzauslöser. Beispiele für Kopfschmerzauslöser sind für manche Menschen Aufregung, schwüles Wetter oder auch Probleme. Für andere Menschen sind es Lärm, Autofahrten, Anstrengung oder Angst. Also, alles ziemlich unangenehme Dinge.

Der wichtigste Kopfschmerzauslöser aber für Euch und Euren Körper ist der **Stress**. Stress bedeutet starke Anspannung im Körper und im Kopf. Wenn Ihr Stress habt, öffnet sich das Schmerztor. Zuerst leicht, dann immer weiter und der Kopfschmerzdrache DRAK wird wach und rührt sich. Dazu schauen wir uns noch einmal die Bilder aus der ersten Trainingswoche „Was passiert in meinem Kopf?" an. Der Trainer zeigt die beiden Schautafeln M1.3 und M1.4 (S. 80, 81).

Ebenso wie die Kopfschmerzauslöser ist auch Stress nicht für alle Menschen gleich. Jeder Mensch hat ganz eigene Dinge oder Situationen, die für ihn Stress bedeuten und die seinen Kopfschmerz auslösen. Heute geht es nun darum, dass jeder von Euch **seinen Stress erkennt und seine persönlichen Auslöser** findet, damit Ihr etwas gegen sie unternehmen könnt.

Der Trainer wendet sich nacheinander an jedes Kind:

Leicht gesagt! Woran erkennst Du aber Stress und Anspannung genau? Woran merkst Du, dass DRAK beginnt zu zischen? Dein Körper ist nämlich schlau. Er gibt Dir Signale und zeigt Dir damit, dass Du Stress hast.

Die Kinder erhalten die Aufgabe, ihre individuellen Stress-Signale auf je ein Blatt Papier zu schreiben und an die Wand bzw. Tafel zu heften. Auf diese Weise lernen die Kinder eine Vielzahl unterschiedlicher Stress-Reaktionen kennen.

In Abhängigkeit vom Wissensstand und der Selbstbeobachtungsfähigkeit der Kinder kann der Trainer Beispiele für Stress-Signale vorgeben. Um Suggestivantworten zu vermeiden, sollte der Trainer mehrere Signale beispielhaft nennen.

Stress-Signale
• meine Hände sind kalt
• ich bin gereizt
• mein Magen rumort, mir wird schlecht
• mein Kopf wird ganz heiß
• ich kann nicht mehr
• ich werde ganz still
• ich bin ganz hibbelig, ich kann nicht ruhig sitzen
• ich fühle mich schlapp und müde
• meine Muskeln im Gesicht, im Nacken oder in den Schultern sind total hart
• ich schreie schnell andere an
• ich habe überhaupt keine Zeit mehr

Kein Mensch hat natürlich alle diese Signale. Aber ein paar von ihnen wird jeder von Euch sicher auch kennen. Euer Körper sagt Euch damit: Du bist genervt, gestresst und angespannt. Pass auf! Kopfschmerz droht!

Die Kinder lernen, ihre spezifischen auslösenden Bedingungen wahrzunehmen und zu erkennen.

Wenn Ihr gemerkt habt, in welchen **Situationen** Stress-Signale entstehen, habt Ihr auch schon wichtige Stress-Situationen und damit Kopfschmerzauslöser erkannt. Aber leider, leider führt nicht jede Stress-Situation zu Kopfschmerz. Manchmal hat man Stress, und es passiert gar nichts. **Aber sehr, sehr häufig sind Stress-Situationen hervorragende Kopfschmerzauslöser.** Welche Situationen können das sein?

Jedes Kind schreibt seine individuellen Stressoren wiederum auf und heftet sie zu den entsprechenden Stress-Signalen. Falls die Kinder keine oder nur wenige eigene Stress-Situationen erinnern, können die Eingangsfragen zur Entspannungsübung herangezogen bzw. Eintragungen aus den Kopfschmerztagebüchern der letzten Wochen auf problematische Situationen hin überprüft werden, die sich an Tagen mit Kopfschmerz ereignet haben. Alternativ kann auf Angaben aus dem Schmerzinterview in der Anamnese zurückgegriffen werden. Dieses Vorgehen eignet sich dazu, zum einen die differentielle Wahrnehmung schmerzauslösender Faktoren zu fördern und zum anderen die individuelle Spezifität der Stressoren zu verdeutlichen. Der Trainer bezieht sich soweit wie möglich auf die Mitarbeit und die Aussagen der Kinder. Der Trainer sollte unbedingt darauf achten, keine aus der Anamnese bzw. dem Tagebuch bekannten Auslöser zu nennen, die für die Kinder unangenehm bzw. peinlich sind (z. B. bestimmte Erkrankungen, gestörte Familienverhältnisse o. Ä.).

Kopfschmerzauslöser können sein:

- leider, leider das Wichtigste: Chaos am Tag (= unregelmäßiger Tagesablauf)
- Aufregung
- Probleme, auch Probleme in der Familie
- Angespanntes (und krummes) Sitzen bei langem Fernsehen oder Computerspielen
- Lärm
- Von anderen in der Klasse zurückgestoßen werden
- Große Freude (Geburtstag, Familienfeiern)
- Sich hässlich finden
- Hitze, schwüles Wetter, stickige Luft
- Lange Autofahrten
- Schulstress, zum Beispiel:
  Ich lerne zu langsam
  Ein Lehrer kann mich nicht leiden
  Ich habe vor einigen in der Klasse Angst

- Zu wenig schlafen
- Überschlafen am Wochenende (zu lange schlafen)
- Ärger oder Druck in der Schule
- Angst vor Klassenarbeiten
- Sich nicht wehren können
- Ungerechte Behandlung durch andere
- Gedanken wie
  „Mist, ich glaube, das geht schon wieder los!"
  „Ich muss mich bestimmt wieder übergeben"
  „Das wird nie und niemals besser"
- Starke körperliche Anstrengung
  z. B. beim Sport (auch wenn man es gerne macht!)

Aber Achtung: Es gibt große und kleine Katastrophen im Alltag, die Stress und Kopfschmerzen auslösen. Großer und andauernder Stress entsteht zum Beispiel, wenn sich die Eltern trennen wollen oder wenn man wegen schlechter Leistungen in der Schule überhaupt nicht mehr mitkommt, obwohl man sich sehr anstrengt. Aber auch kleinere Sachen im Alltag können ganz schön stressen:

- zu spätes Aufstehen und sich dann sehr hetzen müssen,
- sich stark erschrecken,
- keine Zeit zum Spielen,
- andere Menschen, die Dich unfreundlich behandeln
- starke körperliche Anstrengung beim Sport, z. B. beim Inline-skaten (auch wenn man sehr gerne und gut skatet)

Außer Stress gibt es weitere Kopfschmerzauslöser: Das wäre noch zum Beispiel krummes Sitzen und Gehen, dauerndes Schulterhochziehen, harte Kopfkissen, Fehlen einer Brille, Schokolade, Alkohol etc.).

Um die Kontingenzen zwischen dem Auftreten der Stressoren und dem Auftreten des Kopfschmerzes und damit das Führen des Kopfschmerz-Tagebuches zu verdeutlichen, gibt der Trainer folgenden Hinweis:

Eines muss man auch noch wissen: Es ist leicht, einen Kopfschmerzauslöser aufzuspüren, wenn er immer **direkt vor dem Kopfschmerz** zu beobachten ist. Es können aber auch **einige Stunden vergehen**, bevor der Schmerz tatsächlich beginnt. Denn Anspannung im Körper entsteht häufig nach und nach und nicht mit einem Schlag. Jedes kleine Ärgernis oder Wut oder Angst steigert die Anspannung und Nervosität. Irgendwann ist sie so hoch, dass es DRAK endgültig zu eng wird und der Kopf weh tut. Deshalb muss alles Aufregende genau beobachtet und möglichst bald ins Kopfschmerz-Tagebuch eingetragen werden! Später erinnerst Du Dich nur schwer daran.

Vermeiden und Bewältigen von Kopfschmerzauslösern

Um den Kindern zunächst zwei Arten von Stressbewältigungsstrategien erläutern zu können, werden die gesammelten Auslöser in zwei Rubriken sortiert: in die Auslöser, die sich vermeiden lassen, und in die Auslöser, die sich direkt nicht vermeiden lassen.

Wenn Du nun Deine Kopfschmerzauslöser erkannt hast, dann gibt es zwei Möglichkeiten oder Tricks, damit umzugehen: **Beim ersten Trick** gilt es, die Kopfschmerzauslöser zu **vermeiden,** d. h. ihnen also ganz schlau aus dem Weg zu gehen. Ihr umgeht die Auslöser, so ähnlich wie die Umleitung einen Stau auf der Autobahn. Das bedeutet: keinen Stress, keine Anspannung, keine Kopfschmerzauslöser. Dann habt Ihr natürlich auch weniger Kopfschmerzen. Der Trainer geht auf die konkreten Auslöser der Kinder ein:

- Wenn Dein Tagesablauf sehr unruhig ist, wenn Du oft zu sehr unterschiedlichen Zeiten aufstehst und ins Bett gehst, wenn Du sehr unregelmäßig oder oft gar nichts isst, wenn ständig etwas Aufregendes passiert, wenn Hektik und Chaos für Dich „normal" sind, dann hilft nur noch eins: Wenn Du Kopfschmerz vermeiden willst, muss Regelmäßigkeit und Ruhe in den Tagesablauf.

- Wenn zum Beispiel stickige Luft bei Dir Kopfschmerz auslöst, dann solltest Du immer für frische Luft sorgen. Erkläre, warum Du kurz den stickigen Raum verlassen möchtest.

- Wenn Lärm bei Dir Kopfschmerz auslöst, dann solltest Du Lärm vermeiden.

- Wenn starke Anstrengung bei Dir Kopfschmerz auslöst, dann solltest Du es etwas ruhiger gehen lassen.

- Wenn lange Autofahrten (vielleicht auch noch mit einem Raucher im Auto) bei Dir Kopfschmerz auslösen, frage nach einer Pause in frischer Luft bei einer Autofahrt.

Was aber, wenn die Umleitung um die Auslöser nicht möglich ist? Ihr kommt sicherlich nicht drumherum, immer mal wieder eine Mathe-Arbeit oder eine andere schwere Arbeit oder mehrere Arbeiten ziemlich schnell hintereinander schreiben zu müssen, auch wenn das viel Stress mit sich bringt. Was ist zu tun?

Der zweite Trick: Hier gilt es, den Kopfschmerzauslöser (das ist in unserem Beispiel die Angst vor der Arbeit) nicht so groß werden zu lassen. Zunächst solltet Ihr Euch so gut wie möglich auf die Arbeit vorbereiten, das macht die Angst schon etwas kleiner. Dann aber setzt Ihr **Entspannung** als Waffe gegen die Angst ein. Denn eins ist klar, wenn Ihr entspannt seid, könnt Ihr nicht gleichzeitig Angst und Anspannung empfinden. Jedes Mal, wenn Ihr Signale bemerkt und Stress und Anspannung fühlt, setzt Ihr Entspannung ein. Das könnt Ihr machen während der Vorbereitung für die Arbeit, aber auch (unbemerkt) während der Klassenarbeit. Tief und ruhig durchatmen und alle Muskeln locker lassen, so wie Ihr es gelernt habt. Bis Ihr ruhiger werdet. Dann weitermachen.

Also: Entspannung statt Stress. Entspannung macht Euch ruhig und locker. Der Stress hat dann keine Chance mehr. Deshalb ist es auch so wichtig, dass Ihr die Entspannung täglich übt und sie gut beherrscht. Denn eine Geheimwaffe müsst Ihr ganz schnell hervorholen können, damit sie wirkt. Dazu gebe ich Euch einen kleinen Merksatz:

Wenn Stress und Spannung an Dir nagt, ist Entspannung angesagt! Macht der Drache Stress im Kopf, entspanne Dich, dann kriegt er Zoff!

Ein Schild mit dieser Regel kann zusammen mit dem Ruhewort RELAX gut sichtbar an der Wand angebracht werden.

Das ist eine Möglichkeit, den Stress nicht zu groß werden zu lassen und damit auch weniger Kopfschmerz zu bekommen. Im weiteren

Verlauf unseres Trainings werden Ihr noch
mehr Techniken – also noch mehr Tricks –
erlernen, die genau das gleiche Ziel haben.

Zum Abschluss der Sitzung erhält jedes Kind die
KLEINE URKUNDE „Der Stress-Manager"
(M3.5, S. 97) und das Wochen-Informationsblatt
„Wochen-Info 3" (S. 91) mit den Mauerbaustei-
nen.

Der Trainer teilt das Blatt „Was steht an in Woche 3?" (S. 92) aus und bespricht die in dieser
Woche anstehenden Entspannungsübungen bzw.
Aufgaben. Das Blatt M3.1 (S. 93) enthält noch
einmal zur Erinnerung die Zusammenfassung der
bereits in der Sitzung angesprochenen Beispiele
für Stress-Signale und Kopfschmerzauslöser. Die
Kinder haben die Aufgabe, zu Hause ihre individuellen Stress-Signale bzw. Kopfschmerzauslöser, die in der Sitzung erarbeitet wurden, in die

Blätter M3.2 (S. 94) bzw. M3.3 (S. 95) einzutragen und ggfs. zu ergänzen. Um einer möglichen
Beeinflussung durch die Vorgaben der Auslöser
vorzubeugen, kann das Blatt M3.1 auch erst nach
Erledigung der Hausaufgabe in der vierten Sitzung an die Kinder weitergegeben werden.

Eine weitere Aufgabe besteht darin, in der kommenden Woche die beiden neu kennengelernten
Stress-Bewältigungs- bzw. Auslöse-Vermeidungs-
strategien so häufig wie möglich zu erproben und
über das Ergebnis in der nächsten Sitzung zu berichten. Das Blatt M3.4 (S. 96) „Fragen zur Entspannung" wird als Entspannungsprotokoll wei-
tergeführt und dient zur Überprüfung der
Übungen in Sitzung 4.

Der Trainer stellt die Abschlussfrage „Alles o.k.
für heute? Gibt es sonst noch etwas Wichtiges zu
besprechen?" und gibt den Kindern die Möglichkeit, eventuell bestehende Fragen zu stellen.

8.4 Woche 4 – Der Gedanken-Spezialist

Überblick über die Sitzung

8.4.1 Rückblick auf die vergangene Woche und Besprechung der Wochenaufgaben

8.4.2 Denkspiele
Wahrnehmen und Erkennen von dysfunktionalen Kognitionen
Auswirkungen von dysfunktionalen Kognitionen
Positive (funktionale) Kognitionen
Der Gedankenstopp
Umwandlung dysfunktionaler in funktionale Kognitionen

Dauer: ca. 90 Min.

Materialien

- Wochen-Info 4
- Was steht an in Woche 4?
- M4.1: BUNTE Gedanken
- M4.2: Gedankenstopp
- M4.3: Meine BUNTEN Gedanken
- M4.4: Ich habe es gemacht: 4 Schritte zum BUNTEN Denken"
- M4.5: Kleine Urkunde „Der Gedanken-Spezialist"
- Kopfschmerztagebuch
- Bunte Papierschnipsel, um DRAK zu bekleben
- Verstärkungs-, Motivations- und Spielmaterial
  (z. B. Sticker, bunte Filzstifte, Spiele, Malstifte, Papier, Knete, Puzzle, Sitzball, Stretchband, Igelball etc.)

8.4.1 Rückblick auf die vergangene Woche und Besprechung der Wochenaufgaben

Die Sitzung beginnt mit einer kurzen Besprechung der Kopfschmerz-Tagebücher, um den Kindern Gelegenheit zu geben, über die wichtigen Ereignisse der letzten Woche zu sprechen. Weiterhin geht der Trainer ausführlich auf die schmerzauslösenden Ereignisse anhand der Blätter „Stress-Signale" und „Kopfschmerzauslöser" ein. Die Verbindung zu den Eintragungen im Kopfschmerz-Tagebuch (Hast Du heute etwas Aufregendes erlebt? Etwas Schönes oder etwas Unangenehmes?) sollte dabei hergestellt werden, um die Kinder zu weiterer Selbstbeobachtung zu ermutigen. Die Kinder haben dabei die Möglichkeit zu berichten, ob und welche Strategie zur Vermeidung der Kopfschmerzauslöser angewendet haben bzw. ob die Entspannungsstrategie in kritischen Situationen erfolgreich eingesetzt wurde.

Anschließend wird der Fortschritt bei den häuslichen Entspannungsübungen anhand des Blattes „Fragen zur Entspannung" besprochen und auf eventuelle Schwierigkeiten bei der Durchführung der Entspannung eingegangen. Der Kopfschmerzdrache DRAK wird mit bunten Papierschnipseln als Belohnung für das tägliche Üben der Progressiven Muskelrelaxation beklebt.

8.4.2 Denkspiele

Thema der Trainingswoche 4:
Ich, der Gedanken-Spezialist

Wahrnehmen und Erkennen von dysfunktionalen Kognitionen

Der Trainer erläutert den Kindern den Zusammenhang zwischen negativen Gedanken und dem Auftreten von Kopfschmerzen.

Jeder Mensch erlebt unangenehme Situationen, das sind Situationen, die ihm ganz und gar nicht gefallen, ein Zahnarztbesuch zum Beispiel. Vor dem Termin und auch noch während der Behandlung hat man Angst vor dem eventuellen Schmerz. Oder wenn Ihr an Eure Kopfschmerzen denkt, dann fallen Euch bestimmt Sätze ein wie: Das hört und hört nicht auf. Oder: Oh Mann, warum habe ich das gerade? Oder: Das wird bestimmt wieder schlimm.

Wie sehr solch eine Situation schlimme Gefühle, wie z. B. Angst oder Ärger, weckt, hängt ganz stark davon ab, wie und was Du in solchen Situationen dann denkst oder zu Dir selber sagst. Wir sprechen alle andauernd leise im Kopf mit uns selbst und sagen uns, wie wir das finden oder was wir tun sollen. Ist Euch das schon einmal aufgefallen?

Die Kinder finden mit Hilfe des Trainers eigene Beispiele. Falls die Kinder dazu nicht in der Lage sind, könnte der Trainer folgende Anregungen geben:

Wenn Du so ein Gefühl hast, als ob bald der Kopfschmerz kommt, dann könntest Du denken: So ein Mist, jetzt geht das schon wieder los. Ich wollte mich doch eigentlich mit meinen Freunden treffen. Das kann ich jetzt schon wieder nicht. Das wird bestimmt schon wieder sechs Stunden dauern, ich muss mich hinlegen und kann nichts machen.

Auswirkungen von dysfunktionalen Gedanken

Diese Art zu denken, nennen wir „negatives oder schwarzes oder schlechtes Denken". Wenn wir so denken, was passiert dann in unserem Kopf und unserem Körper? Solches Denken wird in uns unangenehme Gefühle wie Ärger und Enttäuschung oder Angst auslösen. Wir sehen an dieser Situation nur noch die schlechten Seiten. Es scheint so, als ob es überhaupt keine guten Seiten gäbe, und einen Ausweg aus dieser Situation gibt es schon gar nicht. Alles ist grau, grau, grau und ätzend. Es hat ja doch alles keinen Zweck.

Das Schlimme an diesen Gedanken ist, dass sie alles nur noch schlimmer machen. Ganz besonders bei Kopfschmerz: Wenn wir von vorneherein – ohne es ja ganz genau zu wissen – sagen, das wird mal wieder schlimm, dann wird es bestimmt ätzend. Außerdem stressen uns solche Gedanken und treiben unsere Anspannung und damit den Kopfschmerz in die Höhe. Muss das denn wirklich so sein?

Positive (funktionale) Gedanken

In jeder Situation – auch wenn sie noch so schlimm ist – gibt es aber auch gute Seiten zu beobachten. Das kann man sich fast nicht vorstellen, aber trotzdem ist das so, man muss vielleicht nur ein bisschen danach suchen. Diese guten, aufmunternden Gedanken nennen wir positive oder BUNTE Gedanken.

Der Trainer sucht gemeinsam mit den Kindern nach beispielhaften Situationen und positiven Gedanken. Auf die linke Seite eines Blattes (Rückseite M4.1, S. 100) notiert jedes Kind schwarze Gedanken, die ihm aus unangenehmen Situationen bekannt sind, insbesondere aus Stress- und Kopfschmerz-Situationen. Auf die rechte Seite des Blattes werden diesen Gedanken entsprechende bunte Gedanken gegenübergestellt.

Der Gedankenstopp

Wie können wir nun die eigenen schwarzen Gedanken, die in Eurem Körper unangenehme Gefühle auslösen und verstärken, überhaupt erkennen? Solche Gedanken sind uns ja nicht immer bewusst! Und wie können wir sie in positive, d. h. gute Gedanken umwandeln? Dazu benötigen wir eine neue Technik: den Gedankenstopp. Diese Technik könnt Ihr einsetzen, um einen sehr unangenehmen schwarzen Gedanken, der Euch ständig bedrängt, zu vertreiben. Ich erkläre den Gedankenstopp an einem Beispiel und anschließend üben wir ihn.

Der Trainer teilt das Blatt M4.2 (S. 101) aus und stellt die Übung Gedankenstopp modellhaft vor:

Denkt einmal solch einen unangenehmen schwarzen Gedanken, an dem Ihr den Gedankenstopp üben könnt, z. B. „Bevor ich einschlafen kann, muss ich immer an die Klassenarbeit denken, die morgen geschrieben wird. Dann kann ich nicht schlafen."

Immer wenn ein solcher schwarzer Gedanke in den Kopf schießt, stellt Euch an riesiges rotes STOPP-Schild vor und ruft ziemlich laut: „STOPP!"

Die Kinder üben die Technik des Gedankenstops (ggf. mehrmals):

1. Schließt Eure Augen.

2. Denkt einen sehr unangenehmen, schwarzen Gedanken! Seht Ihr das STOPP-Schild?

3. Der Trainer führt den Gedankenstopp mit einem Knalleffekt ein, in dem er laut in Hände klatscht und STOPP ruft.

4. Wenn also der Gedanke da ist, taucht vor Euren Augen das riesige rote STOPP-Schild auf und Ihr sagt ziemlich laut: STOPP!

Jetzt, nachdem wir den Gedankenstopp geübt haben, wollen wir die Technik noch etwas verfeinern. Wir sagen jetzt nicht mehr laut STOPP, sondern ganz leise für uns selbst, damit die anderen es nicht unbedingt hören. Wenn wir ganz für uns STOPP sagen, schlagen wir uns dabei leicht an die Seite des Knies oder schnipsen leise mit den Fingern. Das fällt überhaupt keinem Menschen auf, aber wir haben den schwarzen Gedanken abgeschaltet und niemand hat es gemerkt. Das ist aber noch nicht alles.

Umwandlung dysfunktionaler in funktionale Kognitionen

Der Trainer erarbeitet gemeinsam mit den Kindern die „Vier Schritte zum BUNTEN Denken".

Nun kommt das Wichtigste. Die Umwandlung von schwarzen in bunte Gedanken. Nur den schwarzen Gedanken abschalten, genügt nicht. Der schwarze Gedanke muss durch einen bunten Gedanken ersetzt werden (sonst könnte man ja das Denken abschalten). Mit den bunten Gedanken stopft Ihr sozusagen das Loch, das der schwarze Gedanke hinterlässt. Also, erinnert Euch an Eure bunten Gedanken. Für die Umwandlung von schwarzen in bunte Gedanken helfen vier Schritte:

Vier Schritte zum Bunten Denken

- Erkenne die Situationen, in denen Du schwarze Gedanken hast!

- Achte auf die schwarzen Gedanken und die unangenehmen Gefühle, die ihnen folgen! Finde positive bunte Gedanken, die es auch in jeder unangenehmen Situation gibt!

- Setze den GEDANKENSTOPP ein!

- Verändere die negativen schwarzen Gedanken in positive bunte Gedanken!

Klopfe Dir im Geiste auf die Schulter und belohne Dich dafür, dass Du Dich um positives Denken bemüht hast, auch wenn der Erfolg erst später zu sehen ist!

Der letzte Schritt ist besonders wichtig: Immer wenn Du etwas geschafft hast, besonders wenn es nicht einfach war, solltest Du Dich loben (manchmal auch nur in Gedanken). Lobe Dich und sei stolz auf Dich, selbst wenn es nicht sofort 100 Prozent geklappt hat!

Wie sieht das nun während eines Kopfschmerzanfalls aus? Gerade dann ist es ganz besonders wichtig, dass Ihr möglichst bunt denkt. Dabei – und auch in anderen alltäglichen Situationen – können ein paar Fragen helfen:

Welche bunten Gedanken gibt es auch bei Kopfschmerz?

Ist der Schmerz wirklich so schlimm, wie ich glaube?

Ist der Schmerz nicht doch auszuhalten?

Was kann ich tun, um diese Situation zu meistern?

Worauf kann ich mich freuen, wenn der Schmerz (oder die unangenehme Situation) vorbei ist?

Der Trainer überlegt gemeinsam mit den Kindern, weitere Beispiele für die Veränderung dysfunktionaler in funktionale Kognitionen zu finden.

Zum Abschluss der Sitzung erhält jedes Kind die KLEINE URKUNDE „Der Gedanken-Spezialist" (M4.5, S. 104) sowie das Wochen-Informationsblatt „Wochen-Info 4" (S. 98) mit den Mauerbausteinen.

Der Trainer teilt das Blatt „Was steht an in Woche 4?" (S. 99) aus und bespricht die in dieser Woche anstehenden Entspannungsübungen bzw. Aufgaben. Die Kinder haben die Aufgabe, in das Blatt M4.3 (S. 102) positive Gedanken einzutragen, die ggf. dysfunktionale Kognitionen ersetzen können. Blatt 4.4 (S. 103) dient zur Überprüfung, ob die Kinder zu Hause in der Lage waren, bei unangenehmen Situationen bzw. bei Kopfschmerz generell dysfunktionale Kognitionen zu identifizieren, zu stoppen und zu ersetzen.

Der Trainer stellt die Abschlussfrage „Alles o.k. für heute? Gibt es sonst noch etwas Wichtiges zu besprechen?" und beantwortet eventuelle Fragen der Kinder.

8.5 Woche 5 – Der Aufmerksamkeits-Checker

Überblick über die Sitzung

8.5.1 Rückblick auf die vergangene Woche und Besprechung der Wochenaufgaben

8.5.2 Aufmerksamkeitslenkung
Die Aufmerksamkeit
Der Aufmerksamkeits-Scheinwerfer
Aufmerksamkeit und Schmerz
Aufmerksamkeit und Kopfschmerz
Ablenkung durch eine Phantasiereise

Dauer: ca. 90 Min.

Materialien

- Wochen-Info 5
- Was steht an in Woche 5?
- M5.1: Der Aufmerksamkeits-Scheinwerfer
- M5.2: Ich lenke meine Aufmerksamkeit mit einer Phantasiereise
- M5.3: Ich lenke mich ab
- M5.4: Check-Liste zum Aufmerksamkeits-Checker
- M5.5: Kleine Urkunde „Der Aufmerksamkeits-Checker"
- Kopfschmerztagebuch
- Bunte Papierschnipsel, um DRAK zu bekleben
- Verstärkungs-, Motivations- und Spielmaterial
  (z. B. Sticker, bunte Filzstifte, Spiele, Malstifte, Papier, Knete, Puzzle, Sitzball, Stretchband, Igelball etc.

8.5.1 Rückblick auf die vergangene Woche und Besprechung der Wochenaufgaben

Bei der Rückgabe der Kopfschmerz-Tagebücher der vergangenen Woche haben die Kinder die Möglichkeit, über wichtige Ereignisse der letzten Woche – insbesondere im Hinblick auf das Auftreten eines Kopfschmerzanfalls – zu berichten. Der Trainer bespricht aufgetretene Schwierigkeiten und Erfolge, die sich bei der Durchführung des Gedankenstopps bzw. der „Vier Schritte zum bunten Denken" ergeben haben.

8.5.2 Aufmerksamkeitslenkung

Thema der Trainingswoche 5:
Ich, der Aufmerksamkeits-Checker

In der vorigen Trainingswoche 4 habt Ihr gelernt, auf welche Weise schwarze Gedanken Angst und Stress und damit auch den Kopfschmerz hervorrufen oder verschlimmern können. Ihr habt gesehen, wie Gedanken gestoppt und verwandelt werden können. Heute lernt Ihr nun, wie Ihr Gedanken „lenken" könnt. In eine Richtung, die Ihr möchtet. Das nennt man „Aufmerksamkeitslenkung" oder manchmal auch „Ablenkung".

Die Aufmerksamkeit

Eine kurze Geschichte:
Eine berühmte Tennisspielerin spielt in Berlin im Endspiel eines Tennisturniers. Sie liegt in Führung und wird wahrscheinlich das Tennisturnier gewinnen. Plötzlich, sie macht eine unglückliche Bewegung, fährt ein starker Schmerz wie ein Messerstich in ihr Bein. Im normalen Alltag würde sie humpeln und sich nun von einem Arzt behandeln lassen. Aber jetzt, während des Turniers aufgeben? Nein, sie zieht ihre ganze Aufmerksamkeit und Konzentration vom Schmerz weg und richtet

sie auf das Spiel, den Ball und die Gegnerin. Sie spielt weiter und es gelingt ihr, den Schmerz so weit fortzudrängen, dass sie ihn nur noch ganz wenig spürt. Sie gewinnt das Turnier.

Ihr kennt sicher auch ein ähnliches Beispiel. Vielleicht bei einem Fußballspieler. Vielleicht ist es Euch aber selbst schon einmal so gegangen, dass Ihr einen Schmerz gar nicht mehr gespürt habt? Vielleicht auch beim Sport oder bei einem Zahnarztbesuch.

Wie ist das möglich?

Jeden Tag müssen wir uns mit ganz vielen Dingen beschäftigen. In der Schule, im Beruf und auch in der Freizeit. Das können schöne Erlebnisse sein, aber auch unangenehme. Damit uns diese Menge nicht total verwirrt und wir im Chaos versinken, sind wir Menschen in der Lage, unsere Aufmerksamkeit nicht auf alles, sondern nur auf bestimmte Dinge zu richten. Nämlich auf diejenigen Dinge, die wir für wichtig halten. Das ist meistens sehr gut, weil man sonst überhaupt nicht wüsste, auf was man alles achten sollte. Manchmal ist es aber nicht so gut. Nämlich dann nicht, wenn wir uns daran gewöhnt haben, häufig nur das Schlechte (oder Ätzende) an uns selbst oder an unserer Umgebung herauszupicken und für wichtig zu halten. Was passiert dann? Wir lenken damit unsere Aufmerksamkeit ganz stark auf dieses Schlechte oder Ätzende. Hierfür gibt es einen guten Vergleich. Der Aufmerksamkeits-Scheinwerfer.

Anhand des Blattes M5.1 (S. 107) erläutert der Trainer die Funktion des Aufmerksamkeits-Scheinwerfers. Dazu sollte möglichst das Zimmer verdunkelt und eine Lampe mit Spotlight oder eine Taschenlampe benutzt werden.

Eure Aufmerksamkeit gleicht einem Scheinwerfer, der sein Licht auf einen bestimmten Fleck auf dem Boden richtet. Man sieht also nur diesen hellen Fleck, der durch den Aufmerksamkeits-Scheinwerfer beleuchtet wird. Alles, was nicht in diesem Lichtkreis liegt, sehen wir auch nicht. Wir blenden es aus.

Das erste Beispiel: Wenn Ihr ein spannendes Buch lest oder eine spannende Sendung im Fernsehen seht, dann hört und seht Ihr nicht mehr, was sonst noch im Zimmer passiert. Ihr

hört vielleicht nicht, wenn Eure Mutter Euch ruft oder wenn jemand an der Tür klingelt. Euer Aufmerksamkeits-Scheinwerfer ist nur auf die Geschichte im Buch oder auf den Film im Fernsehen gerichtet. Alles andere ist sozusagen aus dem Lichtkreis des Scheinwerfers verschwunden und ausgeblendet.

Das zweite Beispiel: Ein Mädchen glaubt, dass es eine ziemlich hässliche Nase hat. Wenn es sich im Spiegel anschaut, sieht es nur die „hässliche Nase" und findet sich deshalb überhaupt total hässlich. Es ist traurig und glaubt, dass die anderen es nicht mögen. Hier ist der Aufmerksamkeits-Scheinwerfer dieses Mädchens schon richtig „festgerostet", es kann den Scheinwerfer nicht mehr auf etwas anderes drehen: Es bemerkt überhaupt nicht mehr, dass es hübsche Augen, einen schönen Mund und tolle Haare hat.

Diese beiden Beispiele zeigen, wie die Aufmerksamkeit auf etwas hin gelenkt wird. Man kann die Aufmerksamkeit aber auch von etwas weglenken. Das Wort dafür kennt Ihr sicherlich, man nennt es **Ablenkung**.

Beim Schmerz – das ist klar – möchte man die Aufmerksamkeit natürlich nicht auf den Schmerz lenken, sondern sich vom Schmerz ablenken.

Aufmerksamkeit und Schmerz

Zunächst wird den Kindern anhand des Beispiels von einem Fakir auf einem Nagelbrett der Zusammenhang zwischen Aufmerksamkeitslenkung und Schmerz nahegebracht.

Ein wahrer Meister in der Aufmerksamkeitslenkung ist ein Fakir. Wahrscheinlich hast Du schon einmal ein Bild von einem Fakir gesehen oder einen Fakir im Fernsehen gesehen. Das ist ein Mann, der meistens in Indien lebt. Er legt sich zum Beispiel auf ein Brett mit vielen spitzen Nägeln. Oder er läuft mit den bloßen Füßen durch die heiße Glut von Kohlen. Dabei lenkt er seine Aufmerksamkeit von dem Schmerz weg und konzentriert sich auf etwas anderes. Er trainiert dafür jeden Tag über viele Jahre hinweg. Er erreicht damit, dass er kaum noch den Schmerz verspürt, der durch das Nagelbrett oder die Glut entsteht. Er kann sich besonders gut ablenken.

Natürlich sollst Du in unserem Training kein Fakir werden, aber die Technik der Ablenkung hilft auch bei Stress im Alltag und bei Schmerz. Vielleicht hast Du ja selbst schon einmal ausprobiert, Dich bei Stress oder bei Schmerz abzulenken.

Die Kinder werden einbezogen, indem sie ermuntert werden, eigene Erlebnisse zu schildern, in denen sie selbst sich vom Schmerz ablenken konnten oder diese Erfahrung aus anderen Zusammenhängen kennen. Der Trainer sollte darauf vorbereitet sein, Fragen der Kinder zu beantworten, die sich auf physiologische Prozesse beziehen.

Aufmerksamkeit und Kopfschmerz

Der Trainer stellt die Verbindung zwischen Aufmerksamkeit und Ablenkung einerseits sowie Schmerz und dem Kopfschmerz der Kinder andererseits her.

Auch bei Kopfschmerz oder viel Stress ist der Aufmerksamkeits-Scheinwerfer so eingestellt, dass nur noch der Kopfschmerz oder der Stress im hellen Licht steht. Wenn das der Fall ist, spürt man den Kopfschmerz viel stärker oder empfindet den Stress als viel drückender. Jetzt gilt es, den Scheinwerfer zu drehen. Bei Kindern und Jugendlichen hatte der Scheinwerfer auch noch nicht viel Gelegenheit festzurosten, er ist viel beweglicher als bei Erwachsenen.

Auch bei Kopfschmerz ist es möglich, die Aufmerksamkeit von dem Schmerz wegzulenken, sich also vom Schmerz abzulenken. Wenn Ihr Euch trotz der Kopfschmerzen mit etwas anderem beschäftigen könnt, dreht Ihr damit Euren Aufmerksamkeits-Scheinwerfer von dem Kopfschmerz weg. Er wird dann nicht mehr so schlimm werden. Dieses „andere" sollte nun allerdings nicht gerade Fernsehen sein oder Computerspielen oder laute Musik hören oder etwas, was Euch anstrengt und Konzentration erfordert.

Es kann passieren, dass es Euch schwerfällt, die Ablenkung so lange durchzuhalten, wie die Kopfschmerzattacke andauert. Aber eins ist klar: Jedes Stückchen Ablenkung, das Ihr schafft, macht die Kopfschmerzattacke kürzer und den Schmerz weniger heftig.

Ablenkung durch eine Phantasiereise

Wahrscheinlich findet Ihr es nicht gerade leicht, Euch abzulenken, wenn Ihr Kopfschmerz habt. Dabei wollen wir Euch helfen. Damit Ihr nun Eure Aufmerksamkeit leichter vom Kopfschmerz weglenken und auf etwas Schönes hinlenken könnt, haben wir uns eine schöne **Phantasiereise** mit einem Ballon ausgedacht. Diese Phantasiereise befindet sich auf Seite B der Entspannungskassette.

Hört Euch die Reise ganz in Ruhe an. Schickt Eure Gedanken mit dem Ballon auf die Reise und lenkt Euch damit ab. Lasst Euren Gedanken freien Lauf. Lasst Eure Phantasie spielen und malt Euch eine neuen Schluss für die Geschichte aus. Oder vielleicht denkt Ihr Euch auch eine ganz neue, eigene Geschichte aus. Zum Beispiel in Erinnerung an Eure letzten schönen Ferien.

Wir machen die Phantasiereise jetzt einmal hier zusammen. Dazu legt Ihr Euch wieder auf Eure Entspannungswiese, denn die Phantasiereise hilft nicht nur bei der Ablenkung, sondern hilft gleichzeitig auch bei der Entspannung. Legt Euch bequem hin, lockert enge Gürtel oder Schuhe. Wer möchte, legt sich das kleine Kopfkissen unter den Kopf, damit er bequem liegt. Alles fertig? Ich beginne jetzt.

Die Rahmenbedingungen für die Durchführung der Phantasiereise entsprechen denjenigen, die in Woche 2 für die Durchführung der PMR beschrieben wurden.

Die Instruktion zur Phantasiereise*
[Text der Entspannungskassette – Dauer: ca. 2:30 min]

Die Reise mit einem großen bunten Ballon

Seid Ihr bereit zu einer Phantasiereise? Einer Reise, in der Ihr Eurer Phantasie freien Lauf

* Die Audiokassette mit den Instruktionen zur Phantasiereise ist unter folgender Adresse erhältlich: Prof. Dr. B. Kröner-Herwig, Klinische Psychologie und Psychotherapie, Georg-August-Universität Göttingen, Goßlerstr. 14, 37073 Göttingen.

lassen könnt, in der Ihr Euch vorstellen und träumen könnt, was Ihr wollt? Hört gut zu und lasst die Bilder in Eurem Kopf entstehen. Stell Dir vor, Du bist auf einer großen, weiten, grünen Wiese. Du spürst das Gras unter Deinen Füßen. Es ist weich und Du spürst die angenehm warme Erde. Von weitem siehst Du einen großen, bunten Ballon mit einem Korb auf der Wiese stehen. Du gehst ihm neugierig entgegen. Jetzt hast Du ihn erreicht. Groß ist er. Er ist an einem langen Seil befestigt. Der Ballon ist schöner als alle, die Du bisher gesehen hast. Er hat wunderschöne leuchtende Farben und glänzt in der Sonne. Er möchte mit Dir über die Wiese fliegen. In dem großen Korb ist genug Platz für Dich zum Mitfliegen. Nun steigst Du ein.

< Sprecher-Pause: 10 sec>

Das Seil löst sich und der Ballon hebt ganz langsam und sanft vom Boden ab. Du schwebst sacht nach oben – immer höher. Du spürst die warme Luft, die über die Stirn und Wangen weht. Es ist ganz still hier oben. Der Ballon steigt höher, immer höher, und die Wiese unter Dir wird ganz klein. Es ist ein wunderschönes Gefühl. Alle Blumen, Bäume, Autos und Häuser werden immer kleiner, wie Spielzeug. Du fühlst Dich unendlich frei – alle Deine Sorgen sind jetzt ganz weit weg. Du fliegst immer höher – kleine weiße, bauschige Wolken schweben unter Dir dahin. Jetzt siehst Du über Dir ganz viele Sterne funkeln in einem dunkelblauen Himmel. Schau mal, einer von den Sternen ist viel heller und größer als die anderen - das ist Dein besonderer Wunschstern. Du setzt mit Deinem Ballon ganz sanft auf und Du betrittst Deinen Stern. Alles ist so, wie Du es Dir gewünscht hast. Siehe es Dir genau an.

< Sprecher-Pause: 10 sec>

Wenn Du Dich genug umgesehen hast, steige wieder in den Ballon ein und kehre zur Erde zurück.

Besprechung der Phantasiereise

Nach Abschluss der Übung geht der Trainer auf die Empfindungen jedes einzelnen Kindes ein, verstärkt positive Erfahrungen, korrigiert ggf. Missverständnisse und motiviert die Kinder, die Übungen zu Hause durchzuführen.

Der Trainer ermuntert die Kinder, auch eigene Ablenkungsstrategien einzusetzen (z. B. Tagträumen, ganz leise ruhige Musik oder Geschichten hören).

> **Merke: Dreh ich den Scheinwerfer auf 'ne andere Sicht, steht DRAK nicht mehr im Rampenlicht!**

Zum Abschluss der Sitzung erhält jedes Kind die KLEINE URKUNDE „Der Aufmerksamkeits-Checker" (M.5.5, S. 111) sowie das Wochen-Informationsblatt „Wochen-Info 5" (S. 105) mit den Mauerbausteinen.

Der Trainer teilt das Blatt „Was steht an in Woche 5?" (S. 106) aus und bespricht die in dieser Woche anstehenden Übungen bzw. Aufgaben. Blatt M5.2 (S. 108) enthält die Aufgabe, die Phantasiereise einzuüben, mit Hilfe des Blattes M5.3 (S. 109) wird nach dem Erfolg der Ablenkung gefragt bzw. danach, ob die Kinder über eigene Möglichkeiten der Ablenkung verfügen. Die Checkliste zum Aufmerksamkeits-Checker (M5.4, S. 110) soll der Überprüfung des Verständnisses und der Umsetzung der Inhalte von Woche 5 dienen.

Der Trainer stellt die Abschlussfrage „Alles o.k. für heute? Gibt es sonst noch etwas Wichtiges zu besprechen?" und beantwortet eventuelle Fragen der Kinder.

8.6 Woche 6 – Der Ich bin O.K.-Meister

Überblick über die Sitzung
8.6.1 Rückblick auf die vergangene Woche und Besprechung der Wochenaufgaben
8.6.2 Selbstsicherheit – Unsicherheit – Passivität – Aggressivität Selbstsicherheit Unsicherheit Passivität und Aggressivität Rollenspiele mit selbstsicherem Verhalten
8.6.3 Die Mini-Entspannung
Dauer: ca. 110 Min.

Materialien

• Wochen-Info 6
• Was steht an in Woche 6?
• M6.1: Selbstsicher sein: Ich bin O.K., ich traue mich!
• M6.2: Selbstsicherheit bedeutet ...
• M6.3: Übung zur Selbstsicherheit
• M6.4: Text der MINI-ENTSPANNUNG
• M6.5: Kleine Urkunde „Der ICH bin O.K.-Meister"
• Kopfschmerztagebuch
• Bunte Papierschnipsel, um DRAK zu bekleben
• Verstärkungs-, Motivations- und Spielmaterial
  (z. B. Sticker, bunte Filzstifte, Spiele, Malstifte, Papier, Knete, Puzzle, Sitzball, Stretchband,
  Igelball etc.)

8.6.1 Rückblick auf die vergangene Woche und Besprechung der Wochenaufgaben

Die Sitzung beginnt mit einer kurzen Besprechung der Kopfschmerz-Tagebücher, um den Kindern Gelegenheit zu geben, über die wichtigen Ereignisse der letzten Woche zu sprechen. Anschließend wird der Fortschritt bei den häuslichen Entspannungsübungen besprochen und der Kopfschmerzdrachen DRAK mit bunten Papierschnipseln als Belohnung für das tägliche Üben der Progressiven Muskelrelaxation beklebt.

8.6.2 Selbstsicherheit – Unsicherheit – Passivität – Aggressivität

Thema der Trainingswoche 6:
Ich, der ICH bin O.K.-Meister

Selbstsicherheit

Der Trainer gibt eine Einführung in das Thema Selbstsicherheit.

> Bislang habt Ihr gelernt, wie man schwarze Gedanken in bunte ändern kann. Eine ganz andere Art von Technik, die Gefühle von Angst, Hemmungen und Anspannung im täglichen Leben verhindern kann, ist das Erlernen von Selbstsicherheit. Selbstsicherheit kann deshalb auch vor Kopfschmerzen schützen. Selbstsicherheit ist nicht angeboren, sondern jeder kann sie lernen. Was bedeutet Selbstsicherheit? Wer kann sich unter diesem Wort etwas vorstellen? Kennt Ihr jemanden, der selbstsicher ist? Ist dieser Mensch immer und andauernd selbstsicher?

Die Kinder nennen (eventuell mit Hilfe des Trainers) Personen und Situationen, in denen sich diese Personen selbstsicher verhalten haben bzw. Situationen, in denen Selbstsicherheit eine Rolle spielt. Die Kinder sollen hier bereits erkennen, dass die Fähigkeit Selbstsicherheit situationsabhängig ist.

Unsicherheit

Der Trainer erarbeitet anschließend zusammen mit den Kindern Gegenbeispiele für Selbstsicherheit. Der Zusammenhang zur Auslösung von Kopfschmerz wird hergestellt.

Jetzt wollen wir einmal sehen, wie es aussieht, wenn man nicht selbstsicher ist. Das Gegenteil von sicher sein heißt unsicher sein, ängstlich sein, sich nicht trauen, Hemmungen zu haben, beim Ansprechen rot zu werden. Manches Kind und auch manche Erwachsene haben sehr oft das Gefühl, dass sie ständig etwas falsch machen. Manche meinen, sie werden von keinem gemocht, dass man sie für dumm, faul oder hässlich hält. Das macht sie traurig und sie fühlen sich dann noch hässlicher, dümmer oder fauler. Vielleicht ist es Euch auch schon so gegangen.

In der Schule zum Beispiel hat jeder Fächer, die ihm Spaß machen, aber Ihr kennt bestimmt auch welche, in denen Ihr nicht so gut seid. Meistens traut man sich in diesen Stunden gar nicht mehr zu fragen, wenn man etwas nicht verstanden hat. Viele Kinder haben dann Angst, dass andere anfangen zu lachen oder denken könnten, sie sind nicht so besonders schlau. Oder: Jemandem gefällt seine Nase nicht und er hat das Gefühl, dass, wenn ihn jemand ansieht, er immerzu nur auf seine Nase starrt.

Das kommt Euch doch auch sicherlich bekannt vor? Vielleicht von früher, als Ihr noch kleine Kinder wart oder in den ersten Jahren in der Schule?

Ein wenig unsicher ist natürlich jeder in bestimmten Dingen. Trotzdem kann man lernen, sich ganz O.K. zu finden. Da fühlt man sich gleich besser, hat weniger Stress und weniger Kopfschmerzen!

Was genau Selbstsicherheit ist, wie Ihr selbstsicherer werden könnt und was das alles mit Eurem Kopfschmerzen zu tun hat, erfahrt Ihr jetzt!

Die Kinder erhalten die Blätter M 6.1 (S. 114) und M6.2 (S. 115). Der Trainer erarbeitet gemeinsam mit den Kindern die Inhalte der sechs Beispiele für Selbstsicherheit.

Wenn ich selbstsicher bin, kann ich ...

- auch einmal um Hilfe bitten
- „Nein" sagen
- eine andere Meinung haben als andere Menschen und sie auch sagen
- mich etwas trauen, mutig sein
- mich wehren
- auch zugeben, dass ich etwas falsch gemacht habe und mich bei anderen entschuldigen

Könnt Ihr Euch unter allen Punkten etwas vorstellen? Wisst Ihr, was sie mit Selbstsicherheit zu tun haben?

Auch wenn man schon ganz pfiffig ist – bei manchen Dingen braucht man einfach Hilfe. Denk mal daran, wie Du gelernt hast, eine Schleife zu binden. Jemand hat es Dir wahrscheinlich gezeigt. Hättest Du versucht, es Dir ganz alleine beizubringen, würdest Du bestimmt noch heute daran sitzen. Wer selbstsicher ist, weiß: Jeder – egal wie alt er ist – muss manchmal jemanden bitten, ihm zu helfen, damit es einfacher und schneller geht. Daran ist nichts blöd, schließlich müssen wir es alle tun.

Ein bisschen Mut gehört auch schon dazu, einmal „NEIN" zu sagen, wenn man wirklich etwas nicht möchte. Aber wenn man sich O.K. findet, weiß man, dass einem dabei eigentlich nichts Schlimmes passieren kann. Wobei möchtet Ihr einmal „NEIN" sagen können?

Die Kinder schreiben jeder für sich Beispiele auf, in denen sie bereits „NEIN" gesagt haben oder in denen sie das NEIN-Sagen für wichtig halten. (Mutproben, Rauchen, Stehlen, Prügeln). Der Trainer beschreibt anhand der folgenden Situationen eine mögliche Form des „NEIN-Sagens", lässt den Kindern aber Raum, um eigene Formulierungen bzw. eigene Situationsbewältigungen vorzubringen.

Ein Beispiel:

Deine Freundin oder Dein Freund versucht Dich zu überreden, eine Zigarette zu rauchen. Eine knifflige Situation!! Eigentlich willst Du nicht rauchen, weil das auch Kopfschmerzen macht. Gehänselt werden willst Du aber auch nicht. Was wirst Du tun? Jemand, der selbstsicher ist, kann sagen, was er denkt, auch wenn andere Leute das nicht gut finden. Also: „Nein, ich möchte nicht rauchen. Ich find das nicht cool!" ist selbstsicher. „Ja, klar rauche ich auch" ist unsicher, wenn Du es eigentlich gar nicht willst.

Der Trainer weist mit Nachdruck darauf hin, dass sich das NEIN-Sagen nicht auf die folgenden Situationen bezieht:

Aber Achtung!

Das bedeutet natürlich nicht, dass Du bei allem, was Du nicht magst, eine „Vollbremsung" hinlegen kannst. Aufgaben wie Abtrocknen, Müll wegbringen und das Zimmer aufräumen machen bestimmt niemandem Spaß, müssen aber trotzdem erledigt werden! Hier ist „Nein sagen" eher uncool!!

Aber auch wenn man selbstsicher ist, macht man nicht alles richtig. Deshalb gehört zum Selbstsichersein auch dazu, dass man zugeben kann, wenn etwas schief gegangen ist. Klar: Wer sich selbst O.K. findet, dem fällt auch kein Zacken aus der Krone, wenn er sich mal bei anderen entschuldigen muss!

Passivität und Aggressivität

Es gibt neben Selbstsicherheit noch zwei andere Arten, wie man mit Menschen sprechen oder umgehen kann, wenn man unsicher ist: Das ist Passivität und Aggressivität.

Passiv sein bedeutet

* andere für mich entscheiden lassen, auch gegen das, was ich möchte
* lieber lieb sein, damit es keinen Ärger gibt
* nicht nein sagen können
* keine eigene Meinung zu haben, weil ja doch alles falsch ist
* überhaupt nichts sagen, weil ja doch keiner zuhört
* sich nicht wehren, weil es sich ja doch nicht lohnt
* keine Gefühle zeigen, aber erwarten, dass andere sie erraten
* alles runterschlucken und **Kopfschmerzen** bekommen

Wenn Ihr immer oder sehr oft passiv seid im Umgang mit anderen Menschen, werdet Ihr Euch häufig ziemlich angespannt fühlen, Euch auch manchmal sehr ärgern oder traurig sein. Denn vieles, was Ihr gerne möchtet, traut Ihr Euch nicht, der Familie oder den Freunden zu sagen. Da sie ja keine Hellseher sind und nicht wissen können, was Ihr gerne möchtet, denken sie dann vielleicht, dass Ihr total zufrieden seid und gar keine Wünsche habt. Neben Anspannung und Ärger und Traurigkeit werden Euch vermutlich auch mehr und mehr SCHWARZE Gedanken durch den Kopf gehen.

Ein genaues Gegenteil von Passivität ist Aggressivität, die Ihr sicherlich aus der Schule kennt.

Aggressiv sein bedeutet

* ausrasten (auch unabsichtlich), wenn man etwas nicht bekommt
* andere Menschen absichtlich verletzen
* andere Menschen absichtlich „klein machen"
* andere Menschen anbrüllen
* Dinge anderer Menschen mutwillig zerstören
* manchmal auch sich selbst verletzen und eigenes Spielzeug zerstören

Das kann natürlich jedem einmal passieren. Aber wenn es andauernd passiert, und auch noch mit Absicht, dann nennt man das Aggressivität. Kennt Ihr Aggressivität bei Euch selbst? Wart Ihr schon einmal aggressiv, obwohl Ihr es gar nicht wolltet? Wie habt Ihr Euch gefühlt, wenn die Aggression vorbei war? Was haben nun Passivität und Aggressivität gemeinsam?

Beides ist nicht gut, wenn man mit Freunden, in der Schule oder in der Familie klar kommen will. Denn passiv sein oder aggressiv sein, heißt, nicht richtig sicher sagen zu können, wie Ihr Euch fühlt und was Ihr möchtet. Entweder Ihr sagt gar nichts und ärgert Euch oder Ihr habt vielleicht Angst, etwas zu sagen. Oder Ihr sagt Eure Meinung, aber nur mit Krawall, dann gibt es Ärger und Strafe.

Und was hat das Ganze mit Kopfschmerzen zu tun?

Beide, Passivität und Aggressivität, führen zu SCHWARZEN Gedanken, zu Anspannungen und auch dazu, dass Du Dich danach schlecht fühlst. Und alles zusammen, das haben wir ja gesehen, macht den Kopfschmerzdrachen DRAK aktiv und führt zu immer mehr Kopfschmerzen.

Rollenspiele mit selbstsicherem Verhalten

Um selbstsicheres Verhalten zu erkennen und einzuüben, stellen die Kinder nach eigenen Wünschen zu zweit oder zu mehreren in Rollenspielen Situationen aus ihrem Alltagsleben dar, in denen Unsicherheit (Passivität bzw. Aggressivität) als Kommunikationsstile vorherrschen. Anschließend werden die gleichen Situationen noch einmal nach den verbesserten Vorschlägen der Kinder „mit Selbstsicherheit" gespielt.

Das war für heute schon ziemlich viel. Zum Abschluss gibt es deswegen noch etwas ganz Schönes zum Relaxen:

8.6.3 Die Mini-Entspannung

Der Trainer stellt die kurze Entspannungsübung vor und führt die Übung einmal durch.

In dieser Woche lernt Ihr die Mini-Entspannung kennen. Dazu braucht Ihr keinen Kassettenrecorder und auch keine bequeme Haltung einzunehmen. Die Mini-Entspannung könnt Ihr **überall und unbemerkt** ganz schnell durchführen, damit Ihr sofort, wenn Ihr Anspannung verspürt, dagegen halten könnt. Die Mini-Entspannung könnt Ihr an allen Orten durchführen, wo Ihr Euch gerade befindet. Also in der Schule, vor oder während einer Arbeit, nach dem Sport, nach einem Streit, im Auto oder dem Bus. So oft Ihr also könnt, nehmt Ihr Euch während des Tages einen kleinen Moment Zeit, um die Mini-Entspannung durchzuführen.

Niemand wird ahnen, was in diesem Moment in Euch vorgeht. Euer Geheimwort ist Euer Schlüssel zur Entspannung, weil Ihr es in den vergangenen Wochen immer mit der Entspannung zusammen benutzt habt. Wenn Ihr Euch jetzt Euer Geheimwort sagt, reagiert Euer Körper sofort und entspannt sich fast automatisch. Macht nach der Mini-Entspan-

nung dann das weiter, womit Ihr vorher gerade beschäftigt wart.

Zur Durchführung der Übung (die Kinder behalten die Sitzposition bei bzw. kleinere Kinder führen die Übung im Liegen durch):

Setzt Euch ruhig und locker hin. Schließt die Augen. Jeder sagt innerlich zu sich selbst sein Geheim- und Ruhewort. Atmet ruhig und tief ein ... und langsam wieder aus. Und ein ... und wieder aus. Sprecht ganz leise in Euch hinein (M6.4, S. 118):

„Ich bin ganz ruhig und entspannt. Mir kann keiner etwas anhaben, denn ich habe Kontrolle. Ich fühle mich gut und die Spannung fällt von meinem Körper ab".

Ihr fühlt Euch sicher und entspannt. Genießt das Gefühl der Entspannung und Ruhe.

Spürt, wie die Anspannung aus Euren Muskeln herausfließt und die Muskeln sich entspannen. Spürt, wie sich ein Gefühl der Wärme und Entspannung über Euren ganzen Körper vom Gesicht bis zu den Zehenspitzen ausbreitet. ... Öffnet jetzt wieder die Augen.

Der Trainer fasst noch einmal die Vorteile der Mini-Entspannung zusammen:

- Sie dauert nicht lange.
- Ihr könnt sie in jeder Situation anwenden.
- Ihr könnt sie so oft am Tag machen, wie Ihr wollt.
- Niemand kann sehen, dass Ihr eine Entspannung macht.
- An nervigen Tagen kann man sie immer zwischendurch anwenden, um zu vermeiden, dass Anspannung oder Kopfschmerzen zunehmen.
- Sie tut einfach gut.

Die Übung kann ggf. sofort oder zu einem späteren Zeitpunkt in der Sitzung wiederholt werden, um den Ablauf zu festigen. Der Trainer weist darauf hin, dass die Mini-Entspannung jeden Tag, möglichst mehrmals, zu Hause oder in der Schule durchgeführt werden sollte.

Zum Abschluss der Sitzung erhält jedes Kind die KLEINE URKUNDE „Der Ich bin O.K.-Meister" (M6.5, S. 119) sowie das Wochen-Informationsblatt „Wochen-Info 6" (S. 112) mit den Mauerbausteinen. Der Trainer teilt das Blatt

„Was steht an in Woche 6?" (S. 113) aus und bespricht die in dieser Woche anstehenden Übungen bzw. Aufgaben anhand der Materialien (M6.3, S. 116).

Der Trainer stellt die Abschlussfrage „Gibt es noch etwas Wichtiges zu besprechen? Alles o.k. für heute?" und beantwortet eventuelle Fragen der Kinder.

8.7 Woche 7 – Der Problem-Fighter

Überblick über die Sitzung
8.7.1 Rückblick auf die vergangene Woche und Besprechung der Wochenaufgaben
8.7.2 Die Treppe zum Problemlösen 　　　Einführung in das „Problemlösen" 　　　Die Problemlöse-Treppe: 　　　　Erkennen des Problems 　　　　Brainstorming 　　　　Bewertung der Lösungen 　　　　Auswählen und Umsetzen der besten Lösung Dauer: ca. 90 Min.

Materialien
• Wochen-Info 7 • Was steht an in Woche 7? • M7.1: „Null Problemo?" • M7.2: Die PROBLEMLÖSE-TREPPE (Beispielblatt) • M7.3: Die PROBLEMLÖSE-TREPPE (Übungsblatt für zu Hause) • M7.4: Checkliste zum Problem-Fighter • M7.5: Kleine Urkunde „Der Problem-Fighter" • Kopfschmerztagebuch • Bunte Papierschnipsel, um DRAK zu bekleben • Verstärkungs-, Motivations- und Spielmaterial 　　(z. B. Sticker, bunte Filzstifte, Spiele, Malstifte, Papier, Knete, Puzzle, Sitzball, Stretchband, Igelball etc.)

8.7.1 Rückblick auf die vergangene Woche und Besprechung der Wochenaufgaben

Die Sitzung beginnt mit einer kurzen Besprechung der Kopfschmerz-Tagebücher, um den Kindern Gelegenheit zu geben, über die wichtigen Ereignisse der letzten Woche zu sprechen. Ferner wird der Fortschritt bzw. Schwierigkeiten bei den häuslichen Entspannungsübungen besprochen und der Kopfschmerzdrachen DRAK mit bunten Papierschnipseln als Belohnung für das tägliche Üben der Muskelentspannung beklebt. Eine kurze Wiederholung des Inhaltes der letzten Sitzung und die Klärung von Fragen oder Problemen kann anhand folgender Fragen geschehen:

• Wie waren Eure Kopfschmerzen in der letzten Woche?
• Wie ist die Entspannungsübungen gelaufen?
• Wie habt Ihr an Euch gut (oder nicht so gut) gefunden?

• Was war daran schwierig?
• Habt Ihr die Übungen zur Selbstsicherheit ausprobiert?
• Wann und bei welcher Gelegenheit war das?
• Welche Übung war leicht, welche war schwer?
• Wie hast Du Dich gefühlt? Hast Du Dich gelobt?
• Wenn Du es nicht probiert hast, wann ist ein guter Zeitpunkt dafür?
• Wann hast Du passiv reagiert? (bei Geschwistern, bei Entscheidungen ...)
• Wann hast Du aggressiv reagiert? (die Beherrschung verloren ...)

8.7.2 Die Treppe zum Problemlösen

Thema der Trainingswoche 7:
Ich, der Problem-Fighter

Einführung in das „Problemlösen"

Der Trainer führt die Kinder in das Thema „Problemlösen" ein.

In dieser Woche geht es um eine neue gute Technik, die hilft, Gefühle wie Stress, Anspannung, Aufregung und Angst zu vermeiden. Denn dann hat DRAK wenig Möglichkeiten, unruhig zu werden. Die Technik heißt PROBLEMLÖSEN. PROBLEMLÖSEN heißt genau: „Ich löse ein Problem". Jeder von uns steht in seinem Leben häufig vor einem Problem und muss dann entscheiden, was mache ich denn nun. Dies ist oft sehr schwer. Wir wollen heute besprechen, wie man leichter Entscheidungen treffen kann, damit Ihr zukünftig selbst in der Lage seid, mit Euren Problemen viel leichter fertig zu werden.

Es gibt Probleme, die sich uns häufig stellen, und andere, die kommen seltener vor. Probleme von Erwachsenen sehen etwas anders als die von Kindern. Ein Problem der einfachen Sorte wäre: „Was ziehe ich heute an?" Ein schwierigeres Problem wäre z. B.: „Wie kann ich in Mathematik besser werden?" Welche Probleme kennt Ihr?

Man muss sich also häufig überlegen:
Wo liegt das Problem?
Und wie löse ich das Problem?

Natürlich kann man auch den Kopf unter die Decke stecken und hoffen, dass das Problem uns nicht sieht und weiterrauscht (M7.1, S. 122).

Meistens klappt das nicht. Wem das PROBLEMLÖSEN schwerfällt oder überhaupt nicht weiß, wie es geht, der lebt immer unter Angst, Anspannung und Stress und – wir wissen es schon – auch mit Kopfschmerz. Eine unschöne Situation! Lernt man, ein Problem besser anzufassen, so wie wir das heute tun wollen, verbessert dies das Leben enorm. Denn – weniger Angst, weniger Anspannung, weniger Stress bedeutet auch weniger Kopfschmerz!

Aber **Vorsicht!** Es gibt nicht **die einzige** perfekte Lösung für ein Problem! Für die meisten Probleme gibt es **viele Lösungen**. Wichtig ist nur, welche Lösung für Dich die beste ist!

Wie geht das?
Eine ganze Reihe von Problemen könnt Ihr lösen, indem Ihr Schritt für Schritt die vier Stufen der Problemlöse-Treppe hinaufsteigt.

Die Problemlöse-Treppe

Der Trainer führt das Stufenmodell des Problemlösens mit Hilfe einer Treppe ein, auf deren Stufen die einzelnen Schritte des Problemlöseschemas angebracht sind. Der Ablauf des Schemas wird am Beispiel von einigen konkreten Problemsituationen der Kinder (ggf. ein leichtes und ein gravierendes Problem) demonstriert (Blatt M7.2, S. 123). Beispielsituationen, die im Zusammenhang mit dem Auftreten des Kopfschmerzes stehen, sind anderen Problembereichen vorzuziehen. Die Kinder erarbeiten gemeinsam mit dem Trainer Stufe für Stufe das Problemlöse-Schema.

1. Treppen-Stufe: Problem erkennen: Wie sieht das Problem aus?

Auf der ersten Treppenstufe steht „Problem erkennen". Das bedeutet, dass man zuerst das Problem überhaupt bemerken muss. Wichtige Signale oder Hinweise auf ein Problem sind, dass Ihr Euch unwohl, ängstlich, frustriert fühlt. Es klappt nicht so, wie man will. Wenn Ihr Euch so fühlt, sollten Ihr Euch fragen: „Was ist los? Habe ich da ein Problem? Was ist das für ein Problem? Danach: Wer von meiner Familie, Freunden, Schule ist beteiligt? Warum tun die anderen das?" Es ist nicht immer einfach, das Problem zu erkennen. Schreibe es Dir am besten auf das Blatt auf.

2. Treppen-Stufe: Brainstorming: Was könnte ich tun?

Brainstorming, was ist das? Überlege Dir alle möglichen Arten von Lösungen, egal, ob sie idiotisch, realistisch oder unrealistisch sind, und schreibe sie auf. Lass Deinen Gedanken freien Lauf. Je mehr Ideen Dir einfallen, desto wahrscheinlicher ist eine sinnvolle darunter. Schreibe sie alle auf. Das Ganze heißt auf englisch Brainstorming: brain = Gehirn, storming = umherbrausen, also, im Gehirn nach allen möglichen Lösungen herumforschen.

3. Treppen-Stufe: Ich frage mich: Welche Lösung ist die beste?

Auf der dritten Treppenstufe fragt Ihr Euch nun: Was bringt mir jede Lösung? Überlegt nun für alle Lösungen, die Euch einfallen, welche Vorteile und welche Nachteile sie haben. So könnt Ihr am besten herausfinden, welche die beste Lösung ist. Vergleicht also alle Lösungen miteinander und gebt jeder Lösung eine Note von 1 bis 6, von der besten bis zu schlechtesten.

4. Treppen-Stufe: Die beste Lösung! So mache ich es.

Auf der letzten Stufe der Treppe, dem Gipfel, findet Ihr nun heraus, welche Lösung die beste ist. Zuerst müsst Ihr die idiotischsten Lösungen und diejenigen, die das Problem nicht lösen, aussortieren. Diese Lösungen haben wahrscheinlich auch eine schlechte Note bekommen. Übrig bleibt also die beste Lösung. Zum Schluß kommt das wichtigste: die beste Lösung muss in die Tat umgesetzt werden. Manchmal braucht man dazu die Hilfe von jemand anderem. Aber wer Selbstsicherheit geübt hat, wird damit wenig Probleme haben.

Wichtig: Nimm Dir genügend Zeit zur Lösung Deiner Probleme!
Die erfolgreichsten Problemlöser sind diejenigen, die sich genug Zeit lassen!!

Ein kurzes Beispiel:

1. Stufe: Problem erkennen:
  Ich schaffe die Englisch-Arbeit nicht.

2. Stufe: Brainstorming (Was könnte ich tun)?
  a) Ich werde krank.
  b) Ich lege mir das Vokabelheft unter das Kopfkissen.
  c) Ich lerne jeden Tag 3 Vokabeln.

  d) Ich verschlafe und komme erst nach der Arbeit in die Schule.
  e) Ich übe für die Arbeit, vielleicht mit meinem Freund oder meiner Freundin.

3. Stufe: Bewertung: Welche Lösung ist die beste?
  a) Ich muss die Arbeit nachschreiben = 4
  b) Es ist zu hart. Davon kriege ich Kopfschmerzen. Davon kommen die Vokabeln nicht in den Kopf = 6.
  c) Das ist etwas zu wenig = 3.
  d) siehe a) = 4
  e) Wahrscheinlich werde ich die Arbeit gut schreiben = 1.

4. Stufe: So mache ich es.
  e) Diese Lösung ist am besten: Ich übe für die Arbeit, vielleicht mit meinem Freund oder meiner Freundin.

Weil PROBLEMLÖSEN nicht so einfach, aber ganz wichtig ist, gibt es für diese Woche nur ein Blatt mit Übungen (M7.3, S. 124) und eine kleine Checkliste, um zu sehen, wie gut das Problemlösen geklappt hat (M7.4, S. 125).

Zum Abschluss der Sitzung erhält jedes Kind die KLEINE URKUNDE „Der Problem-Fighter" (M7.5, S. 126) sowie das Wochen-Informationsblatt „Wochen-Info 7" (S. 120) mit den Mauerbausteinen. Der Trainer teilt das Blatt „Was steht an in Woche 7?" (S. 121) aus und bespricht die in dieser Woche anstehenden Übungen bzw. Aufgaben anhand der Materialien.

Der Trainer stellt die Abschlussfrage „Alles o.k. für heute? Gibt es sonst noch etwas Wichtiges zu besprechen?" und beantwortet eventuelle Fragen der Kinder.

8.8 Woche 8 – Der Kopfschmerz-Experte

Überblick über die Sitzung
8.8.1 Rückblick auf die vergangene Woche und Besprechung der Wochenaufgaben
8.8.2 Was ein Kopfschmerz-Experte tun kann Zusammenfassung der acht Trainingssitzungen Die Kopfschmerz-Treppe
8.8.3 Abschied
Dauer: ca. 90 Min.
Materialien
• Wochen-Info 8 • Was mache ich weiter? • M8.1: Der Kopfschmerz-Experte • M8.2: Die Kopfschmerz-Treppe • M8.3: Zum guten Schluss • Urkunde für die Teilnahme am Training „Der KOPFSCHMERZ-EXPERTE" • Brief für die Eltern; Hinweise für eine optimierte Ernährung • Verstärkungs-, Motivations- und Spielmaterial (z. B. Sticker, bunte Filzstifte, Spiele, Malstifte, Papier, Knete, Puzzle, Sitzball, Stretchband, Igelball etc.) • Evaluationsfragebögen der Abschluss-Diagnostik

8.8.1 Rückblick auf die vergangene Woche und Besprechung der Wochenaufgaben

Die Sitzung beginnt mit einer kurzen Besprechung der Kopfschmerz-Tagebücher, um den Kindern Gelegenheit zu geben, über die wichtigen Ereignisse der letzten Woche zu sprechen. Eine kurze Wiederholung des Inhaltes der letzten Sitzung und die Klärung von Fragen oder Problemen kann anhand folgender Fragen geschehen:

• Wie waren Eure Kopfschmerzen in der letzten Woche?
• Welche Entspannungsübungen habt Ihr durchgeführt?
• Wer hat eine Phantasiereise unternommen?
• Welche Anti-DRAK-Techniken habt Ihr angewandt? Wie haben sie funktioniert?
• Habt Ihr das PROBLEMLÖSEN ausprobiert?
• Wann und bei welcher Gelegenheit war das?
• Wie habt Ihr Euch gefühlt?
• Wenn Du es nicht probiert hast, wann ist ein guter Zeitpunkt dafür?
• Wenn es gar nicht geklappt hat, warum?

8.8.2 Was ein Kopfschmerz-Experte tun kann

Thema der Trainingswoche 8:
Ich, der Kopfschmerz-Experte

Zusammenfassung der acht Trainingssitzungen

In der Abschluss-Sitzung gibt der Trainer anhand des letzten „Wochen-Info 8" (S. 127) einen kurzen Rückblick auf die Inhalte der vergangenen acht Sitzungen. Die verschiedenen Methoden der Kopfschmerzprophylaxe und Schmerzbewältigung, insbesondere aber auch die erreichten Erfolge werden den Kindern in Erinnerung gerufen. Dieser Thementeil dient neben einer Bestandsaufnahme auch dazu, Perspektiven für die Zukunft zu entwickeln. Die entsprechenden Leitfragen für das einzelne Kind können wie folgt aussehen:

Was habe ich mit dem Training erreicht?
Wie haben sich meine Kopfschmerzen verändert?

Wieweit ist es mir gelungen, die Kopfschmerz-auslöser in den Griff bekommen?
Wie kann ich meinen Erfolg festigen oder noch ausbauen?
Was nehme ich mir für die Zukunft vor?

Dies ist die letzte Trainingswoche und Ihr seid nun fast am Ende unseres Trainings angelangt. Ihr habt viele coole Techniken und Tricks gelernt und geübt, damit DRAK, der Kopfschmerzdrache erst gar nicht mehr so oft aktiv wird (M8.1, S. 129). Das bedeutet aber, dass Ihr die Techniken immer wieder benutzen solltet. Also auch in stressigen und nervigen Situationen. Denn wir alle wissen: Wenn es einem Menschen besser geht, geraten die Tricks schnell in Vergessenheit. Dann aber kann DRAK schnell wieder die Oberhand gewinnen, und der Kopfschmerz tritt wieder öfter auf.

Nun wisst Ihr auch, dass man DRAK nicht ganz vertreiben soll. Er hat ja eine wichtige Warnfunktion. Ihr habt aber einiges gelernt, das dazu führt, dass die Kopfschmerzen gar nicht mehr oder viel seltener auftreten.

Ihr wisst aber auch, dass DRAK in besonders anstrengenden Situationen in Eurem Körper herumturnen und Kopfschmerz auslösen kann. Wir wollen nun sehen, was Ihr tun könnt, wenn das der Fall ist. Dazu benutzt Ihr die Techniken und Tricks, die schon gut funktioniert haben.

Ihr geht dabei so ähnlich vor wie beim **PROBLEMLÖSEN**: Ihr unterteilt jetzt das **Problem Kopfschmerz** in einzelne Treppenstufen (nur drei Stufen). So ist es einfacher, mit dem Schmerz umzugehen. Wenn man eine Stufe geschafft hat, fühlt man sich schon nicht mehr so hilflos. Die nächsten Stufen klappen dann auch noch.

Die Kopfschmerz-Treppe

Der Trainer stellt anhand des Stufenmodells, das die Kinder bereits aus der Sitzung „Problemlösen" kennen, die Möglichkeiten der akuten Schmerzbewältigung vor (M8.2, S. 130)

Diese ist die letzte Stunde. Wie sind nun fast am Ende unseres Trainings angelangt. Ihr habt viele Tricks gelernt und geübt. Ihr wisst ja, dass DRAK, der Kopfschmerzdrache, nicht

sterben darf, damit er uns vor dem Schmerz warnt. Das bedeutet, dass er in besonders anstrengenden Situationen in Eurem Körper herumturnen und Kopfschmerz anstoßen kann. Heute wollen wir nun sehen, was Ihr tun könnt, wenn das der Fall ist.

Alle Tricks, die Ihr bis jetzt gelernt habt, helfen Euch, Stress, Anspannung und Angst zu überwinden, damit DRAK ruhig bleibt und das Schmerztor zugeht. Aber Ihr könnt sie genausogut benutzen, wenn er unruhig wird, sie werden Euch auch dann helfen.

Dazu machen wir es wie beim PROBLEM-LÖSEN. Wir unterteilen jetzt das Problem „Kopfschmerz" in einzelne Treppenstufen. So ist es einfacher mit dem Schmerz umzugehen. Wenn man eine Stufe geschafft hat, fühlt man sich schon nicht mehr so hilflos und erdrückt. Die anderen Stufen klappen dann auch noch. Beginnt bei der untersten Stufe.

| **Die Kopfschmerz-Treppe** |
| **GEHE SIE RAUF!!** |

👍 3. Stufe: Lobe Dich!

↑ 2. Stufe: Die Bewältigung des Schmerzes

↑ 1. Stufe: Die Vorbereitung

1. Treppen-Stufe: Die Vorbereitung

Ihr seid jetzt so trainiert, dass Ihr zunächst vielleicht einen kleinen schwachen Schmerz oder nur einen Druck im Kopf bemerkt, der aber noch nicht schmerzt! Oder Ihr bemerkt schon andere persönliche Stress- und Kopfschmerz-Signale wie Anspannung oder Anstrengung. Erinnert Euch dabei an die Trainingswoche 3. Jetzt gilt es, DRAK an die Leine zu legen. Was ist zu tun?

Zu allererst solltet Ihr Euch entspannen. Dazu könnt Ihr die Kassette benutzen oder, weil Ihr schon ein Experte seid, Euch auch ohne Kassette entspannen. Vor allem dann, wenn Ihr Euch in anstrengenden Situationen entspannen möchtet, ohne dass andere es bemerken. Beginnt die Entspannung immer mit Eurem Ruhewort. Macht zu diesem Zeitpunkt keine Mini-Entspannung, sondern entspannt Euch länger.

2. Treppenstufe: Die Bewältigung des Schmerzes

Wenn die Kopfschmerzen trotzdem stark werden, und der Kopf ziemlich weh tut, dann macht Folgendes:

- Lege Dich hin,
- Versuche alles, was Dich nervt, abzuschalten.
- Lärm: Sorge dafür, dass es ziemlich ruhig um Dich herum ist.
- Licht: Sorge dafür, dass das Zimmer abgedunkelt ist.
- Kühle Deinen Kopf (mache ihn cool):
  - Reibe Deine Schläfen und den Nacken und die Stellen am Kopf, die weh tun, mit Pfefferminzöl (Euminz-N 10 %) ein (Achtung: nicht zu nahe an die Augen!), oder
  - kühle die Stirn mit einem Kühlkissen oder einem kalten Waschlappen,
  - kühle die Stellen um die Augen mit einer Kühlbrille
- Versuche zu schlafen

- Lenke Dich ab. Zum Beispiel mit Deiner Phantasiereise. Höre Dir entweder einmal die Ballonreise auf der Entspannungskassette an oder mache eine eigene Reise. Setze alles ein, was Du selbst zur Ablenkung vom Schmerz herausgefunden hast und was Dir hilft.

- Schwarze Gedanken treten jetzt verstärkt auf: „Es tut schrecklich weh!" oder „Ich will nicht mehr!" oder „Ich kann mich im Moment nicht konzentrieren oder die Tricks anwenden!" Setze Deine bunten Gedanken dagegen, dann wird der Kopfschmerz nicht mehr ganz so schlimm.

- Wenn Du alles getan hast, was Du tun kannst, und der Schmerz trotzdem stärker wird, frage Deine Eltern, ob Du ein Medikament bekommen kannst. Nimm es aber nicht erst, wenn der Kopfschmerz am schlimmsten und gar nicht mehr auszuhalten ist. Nimm es, wenn Du fühlst, dass Du es nicht anders schaffst, den Kopfschmerz in den Griff zu bekommen. Du brauchst kein Indianer zu sein.

3. Stufe: Lobe Dich

Vergiss nicht, Dich für Deine Bemühungen auf die Schulter zu klopfen. Auch wenn Du DRAK diesmal nicht ganz in den Griff gekriegt hast – Du hast es schon gut angefangen! Sage Dir selbst: „Ich schaffe das schon, es geht bestimmt besser." Sei aber nicht zu ungeduldig und denke daran, es braucht Zeit, DRAK zu besänftigen. Jeder Versuch, die Tricks zu benutzen, ist schon eine tolle Leistung von Dir.

8.8.3 Abschied

Nun sind wir am Ende unseres Trainings angelangt. Du hast viele Techniken kennengelernt, die dabei helfen, DRAK zu überlisten. Damit die Techniken, die Du jetzt gelernt hast, nicht in Vergessenheit geraten, solltest Du sie, besonders die Entspannung, immer weiter einsetzen. Genauso wie ein Sportler, der auch immer trainiert, um Spitze zu bleiben. Nur dann haltet Ihr DRAK auch in Zukunft unter Kontrolle (M8.3, S. 132, und „Was mache ich weiter?", S. 128)

Die Kinder erhalten für ihre Teilnahme am Kopfschmerzbewältigungstraining die angekündigte große Urkunde „DER KOPFSCHMERZ-EXPERTE" (S. 133) sowie das ggf. zu Beginn des Trainings versprochene Abschiedsgeschenk.

Zum Abschluss des Trainings werden die Fragebögen zur Abschlussdiagnostik für Kinder und Eltern ausgegeben. Falls eine Katamnese-Untersuchung vorgesehen ist, sollte der Trainer dies erläutern. Für die Eltern ist ferner ein Brief beigefügt, wie sie ihr Kind bei künftigen Kopfschmerzattacken unterstützen können (S. 134).

In jedem Fall sollte mit Kind und Eltern ein Abschlussgespräch geführt werden, um noch offene Fragen zu klären. Vor allem sollten den Eltern, bei deren Kindern Auffälligkeiten beobachtet wurden, die mit dem Training nicht behandelt werden konnten, weitergehende therapeutische Alternativen angeboten werden.

Damit endet
„STOPP den Kopfschmerz!"
– Ein Training für Kinder und Jugendliche –

Literaturverzeichnis

Andrasik, F., Kabela, E., Quinn, S., Attanasio, V., Blanchard, E.B. & Rosenblum, E.L. (1988). Psychological functioning of children who have recurrent migraine. Pain, 34, 43-52.

Basler, H.-D. & Kröner-Herwig, B. (Hrsg.) (1998). Psychologische Therapie bei Kopf- und Rückenschmerzen. Ein Schmerzbewältigungsprogramm zur Gruppen- und Einzeltherapie. München: Quintessenz.

Bandura, A., O'Leary, A., Taylor, C.B., Gauthier, J. & Gossard, D. (1987). Perceived self-efficacy and pain-control: Opioid and non-opioid mechanisms. Journal of Personality and Social Psychology, 53, 563-571.

Bille, B. (1962). Migraine in school children. Acta Paediatrica, 51(Supplement), 135-151.

Bille, B. (1981). Migraine in childhood and its prognosis. Cephalalgia, 1, 71-75.

Blanchard, E.B. & Andrasik, F. (1985). Management of chronic headaches – a psychological approach. New York: Pergamon Press.

Cierpka, M. & Frevert, G. (1994). Inventar zur Einschätzung von Familienfunktionen. Göttingen: Hogrefe.

Cooper, P. J., Bawden, H.N., Camfield, P.R. & Camfield, C.S. (1987). Anxiety and life events in childhood migraine. Pediatrics, 79, 999-1004.

Denecke, H., Glier, B., Klinger, R., Kröner-Herwig, B., Nilges, P., Redegeld, M., & Weiß, L. (1997). Qualitätssicherung in der Therapie chronischen Schmerzes. X. Instrumente zur Erfassung von Schmerz bei Kindern. Der Schmerz, 11, 120-125.

Duckro, P.N. & Cantwell-Simmons, E. (1989). A review of studies evaluating biofeedback and relaxation training in the management of pediatric headache. Headache, 29, 428-433.

Engel, J.M. & Rapoff, M.A. (1990). A component analysis of relaxation training for children with vascular, muscle contraction, and mixed-headache disorders. In D.C. Tyler & E.J. Krane (eds.). New York: Raven Press, pp. 273-290.

Fordyce, W.E. (1976). Behavioral methods for chronic pain and illness. St. Louis: Mosby.

Goodman, J.E. & McGrath, P. J. (1991). The epidemiology of pain in children and adolescents. Pain, 46, 247-264.

Göbel, H. (1997). Die Kopfschmerzen. Berlin: Springer.

Harbeck, C. & Peterson, L. (1992). Elephants dancing in my head: A developmental approach to children's concepts of specific pains. Child Development, 63, 138-149.

Headache Classification Committee of the International Headache Society (1988). Classification and diagnostic criteria for headache disorders, cranial neuralgias and facial pain. Cephalalgia, 8, Supplement 7, 1-96.

Hermann, C., Kim, M. & Blanchard, E.B. (1995). Behavioral and prophylactic pharmacological intervention studies of pediatric migraine: An exploratory meta-analysis. Pain, 60, 239-256.

Joutel, A., Bousser, M.G., Biousse, V., Labauge, D., Chabriat, H., Nibbio, A., Maciazek, J., Meyer, B., Bach, M.A. & Weissenbach, J. (1993). A gene for famial hemiplegic migraine maps to chromosome 19. Nature Genetics, 5, 40-45.

Kowal, A. & Pritchard, D. (1990). Psychological characteristics of children who suffer from headache: A research note. Journal of Child Psychology and Psychiatry, 31, 637-649.

Kristjansdottir, G. & Wahlberg, V. (1993). Sociodemographic differences in the prevalence of self-reported headache in Icelandic school-children. Headache, 33, 376-380.

Kröner-Herwig, B. & Ehlert, U. (1992). Relaxation und Biofeedback in der Behandlung von chronischem Kopfschmerz bei Kindern und Jugendlichen: Ein Überblick. Der Schmerz, 6, 171-181.

Kröner-Herwig, B. & Denecke, H. (in preparation). Cognitive-behavioral therapy of pediatric headache: Are there differences in efficacy between a therapist-administered group training and a self-help format?

Kröner-Herwig, B., Mohn, U. & Pothmann, R. (1998). Comparison of biofeedback and relaxation in the treatment of pediatric headache and the influence of parent involvement on outcome. Applied Psychophysiology and Biofeedback, 23, 143-157.

Lester, N., Lefebvre, J.C. & Keefe, F. (1994). Pain in young adults: I. Relationship to gender and family pain history. The Clinical Journal of Pain, 10, 282-289.

Leviton, A., Slack, W.V., Bana, D. & Graham, J.R. (1984). Age related headache characteristics. Archives of Neurology, 41, 762-764.

Lohaus, A., Fleer, B., Freytag, P. & Klein-Hessling, J. (1996). Fragebogen zur Erhebung von Stresserleben und Stressbewältigung im Kindesalter (SSK). Göttingen: Hogrefe.

Luka-Krausgrill, U. & Anders, K. (1997). Headache in children: Diagnostics, prevalence and psychological factors. Cephalalgia, 17, 296.

Magni, G., Moreschi, C., Rigatti Luchini, S. & Merskey, H. (1994). Prospective study on the relationship between depressive symptoms and chronic musculoskeletal pain. Pain, 56, 289-297.

Maibach, G. (1992). Entwicklung und Evaluation eines problemanalytisch orientierten Interviews mit Müttern chronisch kopfschmerzkranker Kinder zur Erfassung psychologischer Einflußfaktoren auf das Schmerzverhalten. Unveröffentlichte Diplomarbeit, Heinrich-Heine-Universität Düsseldorf.

Maratos, J. & Wilkinson, M. (1982). Migraine in children: A medical and psychiatric study. Cephalalgia, 2, 179-187.

McGrath, P.J., Cunningham, S.J., Lascelles, M.A. & Humphreys, P. (1990). Help yourself. A treatment for migraine headaches. Ottawa: University of Ottawa Press.

McGrath, P.J., Humphreys, P., Keene, D., Goodman, J.T., Lascelles, M.A., Cunningham, S.J. & Firestone, P. (1992). The efficacy and efficiency of a self-administered treatment for adolescent migraine. Pain, 49, 321-324.

Mikail, S.F. & von Baeyer, C.L. (1990). Pain, somatic focus, and emotional adjustment in children of chronic headache sufferers and controls. Social Science and Medicine, 31, 51-59.

Passchier, J. & Orlebeke, J.F. (1985). Headache and stress in school children: An epidemiological study. Cephalalgia, 5, 167-176.

Pothmann, R. (1988). Chronische Schmerzen im Kindesalter. Stuttgart: Hippokrates.

Pothmann, R., von Frankenberg, S., Müller, B., Sartory, G. & Hellmeier, W. (1994). Epidemiology of headache in children and adolescents: Evidence of high prevalence of migraine among girls under ten. International Journal of Behavioral Medicine, 1, 76-89.

Ramsden, R., Friedmann, B. & Williamson, D. (1983). Treatment of childhood headache reports with contingency management procedures. Journal of Clinical Child Psychology, 12, 202-206.

Sartory, G., Müller, B. & Pothmann, R. (1998). A comparison of psychological and pharmacological treatment of pediatric migraine. Behaviour Research and Therapy, 36, 115-117.

Schoenen, L., Jamart, B., Lenarduzzi, P. & Delwaide, P.J. (1987). Exteroceptive suppression of temporalis muscle activity in chronic headache. Neurology, 37, 1834-1836.

Seitz, W. & Rausche, A. (1992). Persönlichkeitsfragebogen für Kinder zwischen 9 und 14 Jahren (PFK 9-14). Göttingen: Hogrefe Testzentrale, 3. überarbeitete Auflage.

Sillanpää, M. (1976). Prevalence of migraine and other headache in Finnish children starting school. Headache, 15, 288-290.

Sillanpää, M. (1983). Prevalence of headache in prepuberty. Headache, 23, 10-14.

Sillanpää, M. & Anttila, P. (1996). Increasing prevalence of headache in 7-year-old schoolchildren. Headache, 36, 466-470.

Smith, M.S., Womack, W.M. & Chen, A.C. (1991). Anxiety and depression in the behavioral treatment of headaches in children and adolescents. International Journal of Adolescent Medicine and Health, 5, 17-35.

Soyka, D. (1999) 60 Jahre Migräneforschung. Retrospektive und Synopsis. Der Schmerz, 13, 87-96.

Überall, M.A. (1998). Wie finden Sie die Kopfschmerzursache? Auf Ihre Fragen kommt es an! Ärztliche Praxis Pädiatrie, 9, 28-30.

Violon, A. & Giurgea, D. (1984). Familial models for chronic pain. Pain, 18, 199-203.

Walker, L.S., Garber, J. & Greene, J.W. (1994) Somatic complaints in pediatric patients: A prospective study of the role of negative life events, child social and academic competence, and parental somatic symptoms. Journal of Consulting and Clinical Psychology, 62, 1213-1221.

Wöber-Bingöl, C., Wöber, C., Wagner-Ennsgraber, C., Karwautz, A., Vesely, C., Zebenholzer, K. & Geldner, J. (1996). IHS criteria for migraine and tension-type headaches in children and adolescents. Headache, 36, 231-238.

Wolff, H.G. (1963). Headache and other head pain. New York: Oxford University Press.

Anhang

Materialien für die Kinder

FIF-
Ringbuch

für

. . . .

zum Sammeln aller Materialien
aus dem Training

STOPP DEN KOPFSCHMERZ!

Wochen-Info 1

Ich baue eine Schutz-Mauer **gegen den Kopfschmerz**.

Ich kenne schon den ersten Mauer-Baustein:

**1 Ich weiß,
wie Schmerz und wie das Schmerztor funktioniert,
was im Kopf bei Spannungskopfschmerz und was
bei Migräne abläuft.**

Was steht an in Woche 1?

Habe ich an alles gedacht?

❶ Ich fülle mein Kopfschmerz-Tagebuch **jeden Tag** aus. Ich mache einen dicken **Erledigt-Haken** auf das unterste Kästchen oder klebe einen Sticker auf diesen Tag. Ich bringe das Tagebuch zur nächsten Woche mit.

Ich bringe zu jeder Stunde
meinen FIF-Ordner
mit allen Unterlagen mit.

M1.1: Das Training

Woche	8 SITZUNGEN DES TRAININGS *STOPP DEN KOPFSCHMERZ!*
1	**Der Kopfschmerz-Durchblicker**
	Was passiert in meinem Kopf? Informationen über den Schmerz
2	**Der Entspannungs-Chef**
	RELAX! Erlernen einer Entspannungsübung (PMR)
3	**Der Stress-Manager**
	„Nicht schon wieder …" Identifikation von Kopfschmerz-Auslösern
4	**Der Gedanken-Spezialist**
	Schwarzmalen und Hellsehen Umwandlung SCHWARZER Gedanken in BUNTE Gedanken
5	**Der Aufmerksamkeits-Checker**
	Der Aufmerksamkeitsscheinwerfer Aufmerksamkeit und Kopfschmerz
6	**Der Ich bin O.K.-Meister**
	Ich bin O.K.! Selbstsicherer Umgang mit Freunden und Familie
7	**Der Problem-Fighter**
	Die Problemlöse-Treppe Problembewältigung
8	**Der Kopfschmerz-Experte**
	Was ein Kopfschmerz-Experte tun kann Rückschau auf das Gelernte und Vorausplanung
9	**Abschluss-Gespräch:** Kind – Eltern – Therapeut

M1.2:

FIF und
Kopfschmerzdrache DRAK

FIF

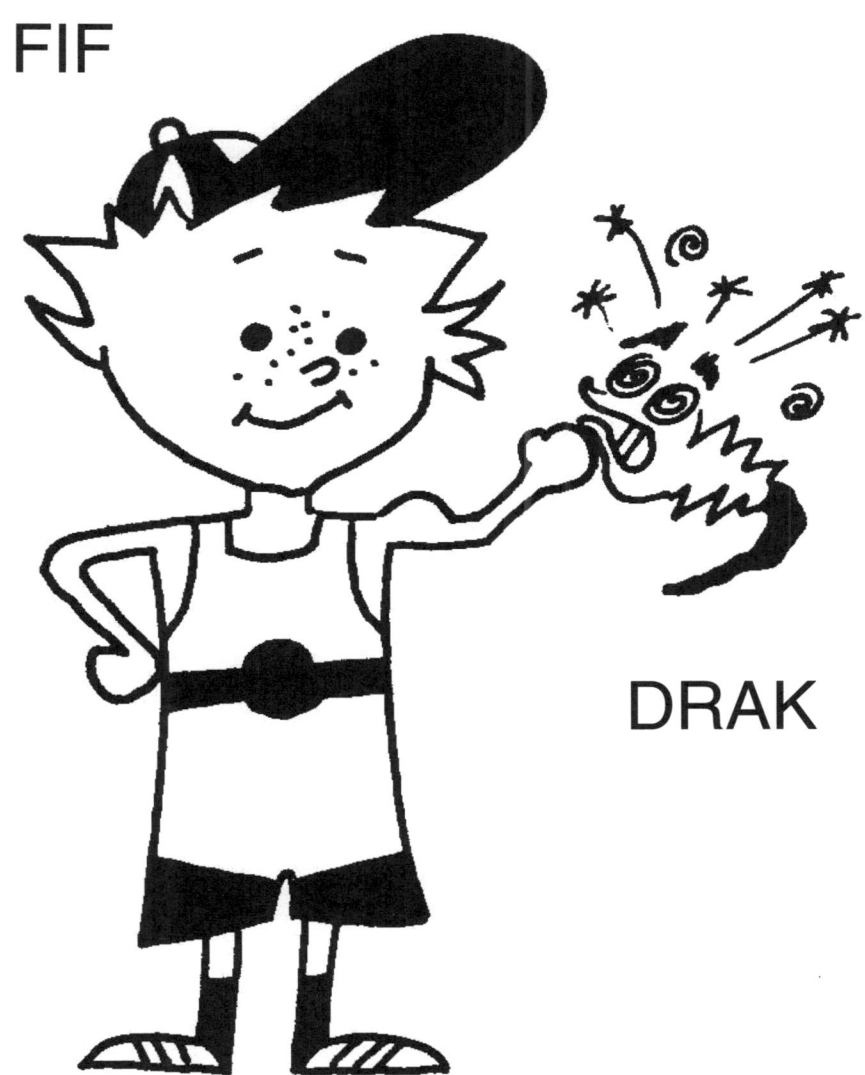

DRAK

M1.3: Was passiert in meinem Kopf?   DER SPANNUNGSKOPFSCHMERZ

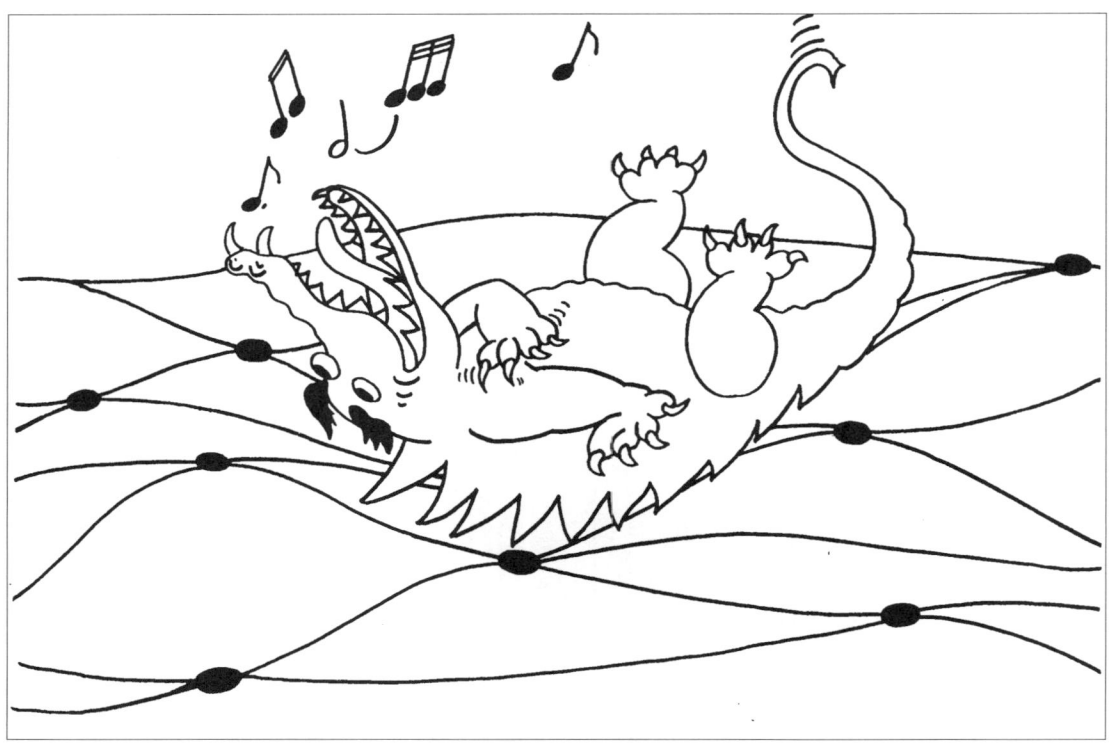

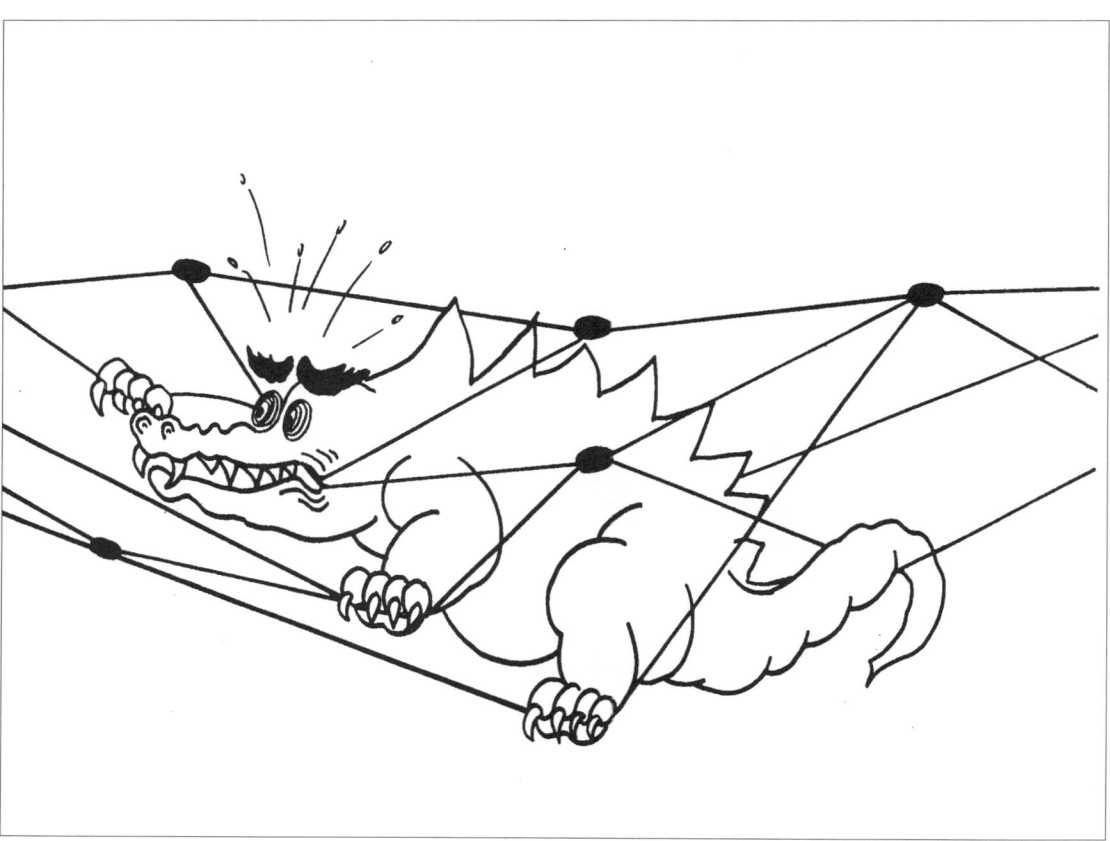

M1.4: Was passiert in meinem Kopf?   DIE MIGRÄNE

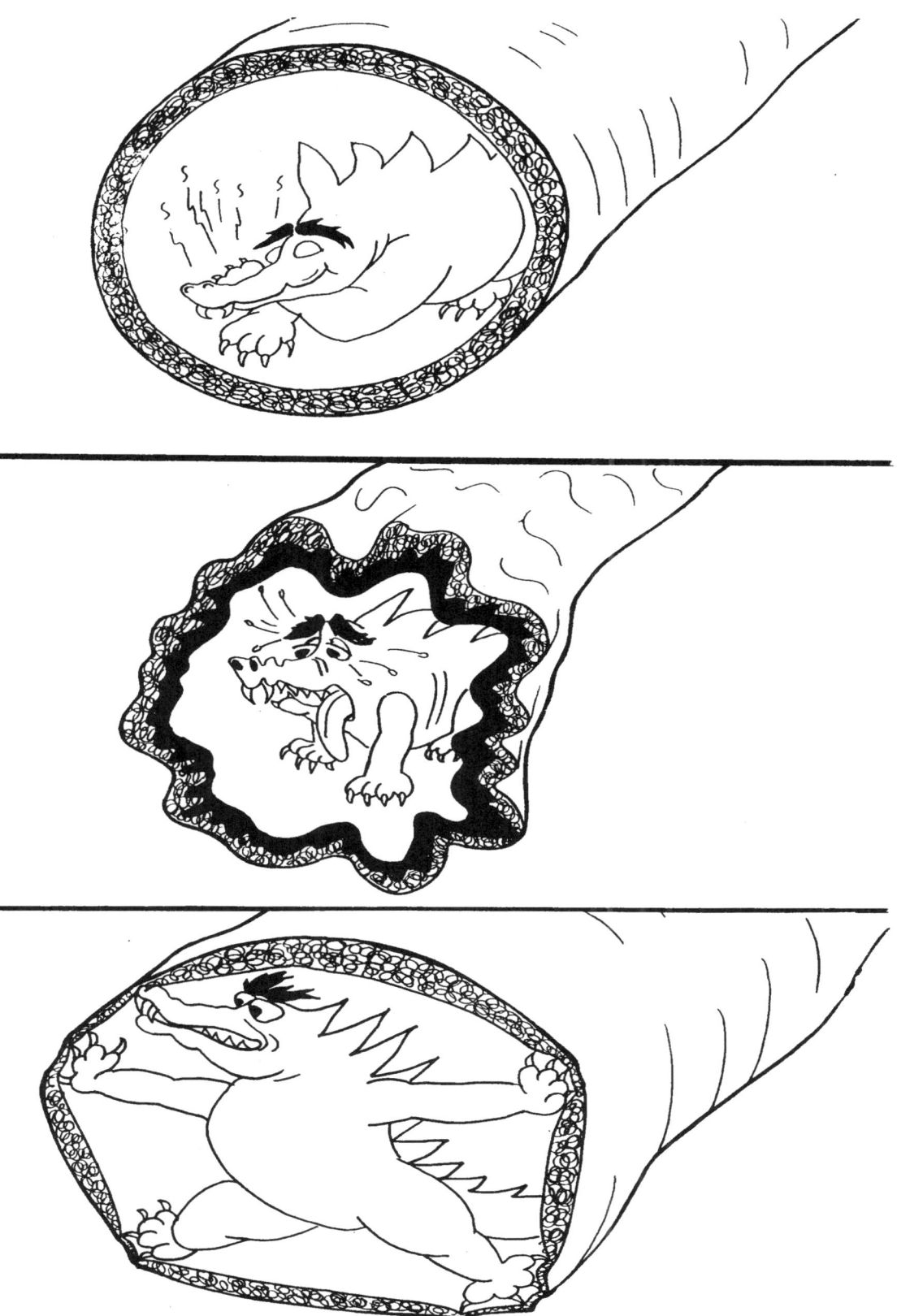

M1.5: Trainingsvertrag

STOPP DEN KOPFSCHMERZ!
VERTRAG

zwischen

.... und ....
              (Kind)   (Trainer/in)

Ich möchte mit anderen Kindern an dem Training teilnehmen. Das Training dauert **acht Wochen**. In jeder Woche treffen wir uns **einmal.**

Wann treffen wir uns?

Tag: ....   🕐 **Uhrzeit:** ....

Ich verspreche   **Ich verspreche**

☺ zu **allen Treffen pünktlich** zu kommen   ☺ immer pünktlich zu den Treffen dazusein
☺ mein Tagebuch immer auszufüllen und mitzubringen   ☺ Dir so gut wie möglich zu helfen, dass Deine Kopfschmerzen verschwinden
☺ meine Übungen zu Hause gut zu machen   ☺ alle Deine Fragen zu beantworten
☺ während der Treffen immer mitzumachen   ☺ mir etwas einfallen zu lassen, was Spaß macht!
☺ während der Treffen die anderen Kinder nicht zu stören

_____
Ort, Datum

_____   _____
Unterschrift   Unterschrift

M1.6: Elterliche Einwilligung

Name der Eltern: ....

Anschrift: ....

Name des Kindes: ....

Einwilligung
in die Behandlung

Hiermit erkläre ich mich mit der vorgesehenen Behandlung für mein Kind einverstanden.

Ich bin darauf hingewiesen worden, dass der Erfolg des Kopfschmerzbewältigungs-Trainings davon abhängt, dass die Trainingsanweisungen beachtet und eingehalten werden.

Ich stimme folgender Vereinbarung zu:

- Ich werde mein Kind unterstützen und anregen, die „Trainingsaufträge für zu Hause" durchzuführen. Die Verantwortung dafür bleibt jedoch bei meinem Kind,

- Ich werde mein Kind pünktlich zu allen Terminen bringen bzw. dafür Sorge tragen, dass es pünktlich erscheint.

Bei Nichteinhaltung dieser Vereinbarungen kann das Kind vom Training ausgeschlossen werden.

Mir ist versichert worden, dass Diplom-Psychologen an die **Schweigepflicht hinsichtlich aller wichtigen Daten** über mein Kind gebunden sind und sämtliche anfallenden Daten anonymisiert verarbeitet werden.

———————————————   ———————————————
Datum   Unterschrift

M1.7: Kleine Urkunde „Der Kopfschmerz-Durchblicker"

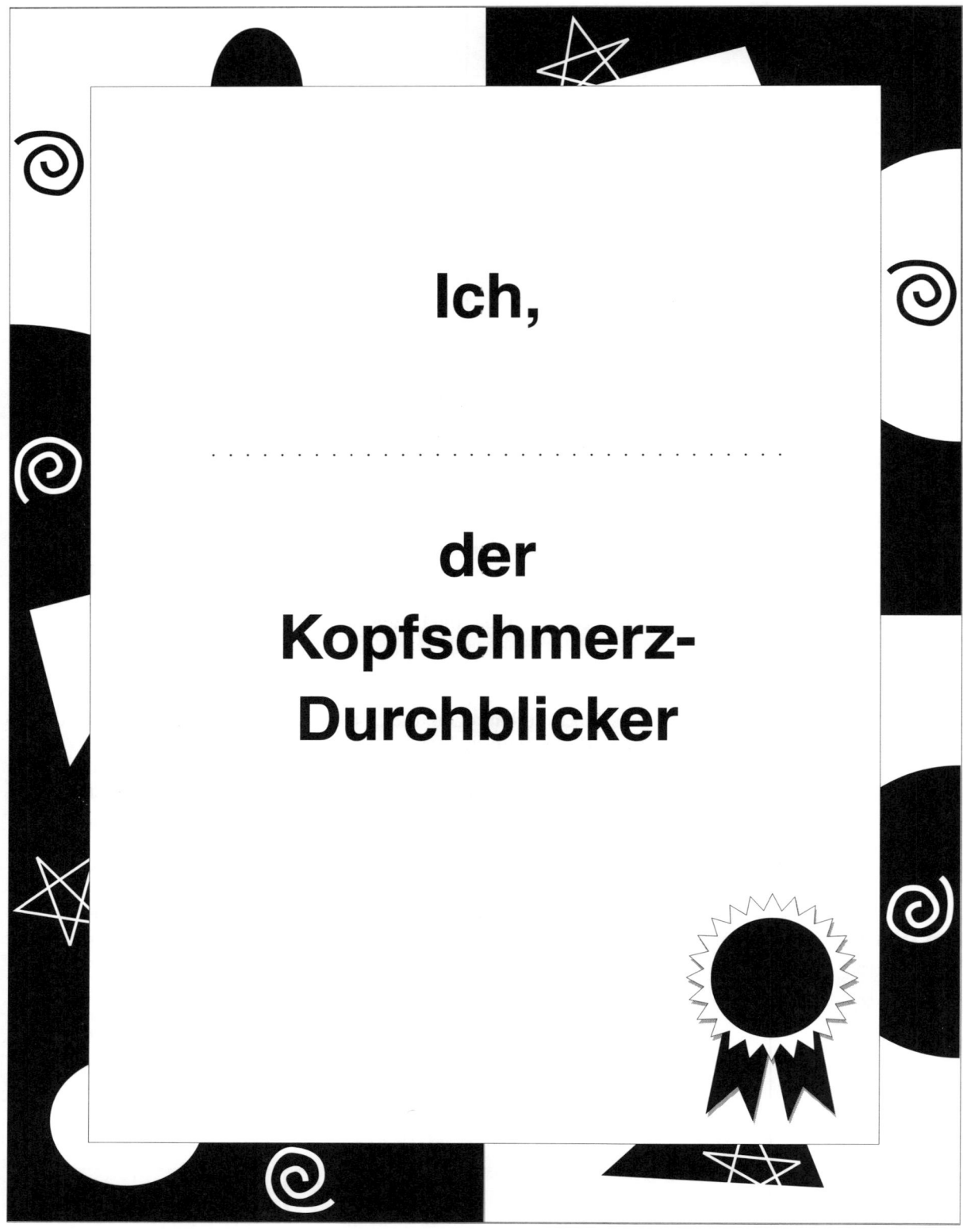

Ich,

....

der
Kopfschmerz-
Durchblicker

Du hast es geschafft!
Ende der ersten Trainingswoche

Wochen-Info 2

Die Mauer gegen **den Kopfschmerz** wird höher. In dieser Woche habe ich einen neuen Mauer-Baustein kennengelernt, er heißt:

2 Entspannung

Ich kenne schon den ersten Mauer-Baustein des Trainings:

**1 Ich weiß,
wie Schmerz und wie das Schmerztor funktioniert,
was im Kopf bei Spannungskopfschmerz und was
bei Migräne abläuft.**

Was steht an in Woche 2?

Habe ich an alles gedacht?

❶ Ich fülle mein Kopfschmerz-Tagebuch **jeden Tag** aus. Ich mache einen dicken **Erledigt-Haken** auf das unterste Kästchen oder klebe einen Sticker auf diesen Tag. Ich bringe das Tagebuch zur nächsten Woche mit.

❷ Ich übe jeden Tag die Entspannung, die wir heute gemeinsam gemacht haben (Übung auf **Seite A** der Entspannungskassette). Ich male oder beklebe nach jeder Übung meinen Drachen bunt zu, damit er am Schluss kaum noch zu sehen ist.

Ich trage jeden Tag in das Blatt „Fragen zur Entspannung" ein, wie es geklappt hat.

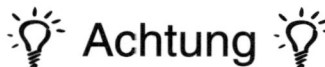 Achtung

Keine Entspannung bei einer Migräneattacke!

Ich bringe zu jeder Stunde meinen FIF-Ordner mit allen Unterlagen mit.

M2.1: Kopfschmerzdrache DRAK

Bild zum Zumalen oder Zukleben mit Papierschnipseln

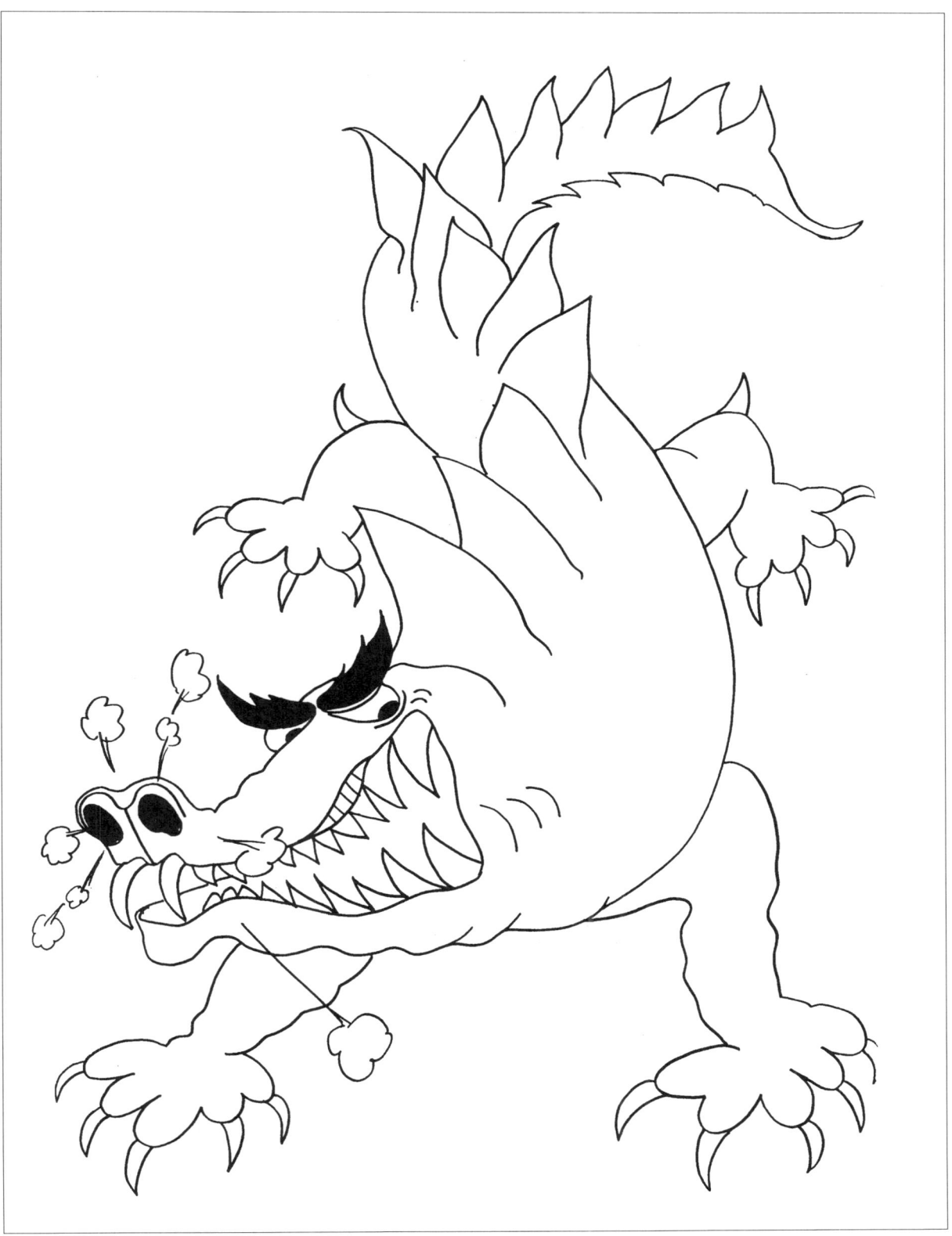

M2.2: Muster BITTE NICHT STÖREN!-Schild

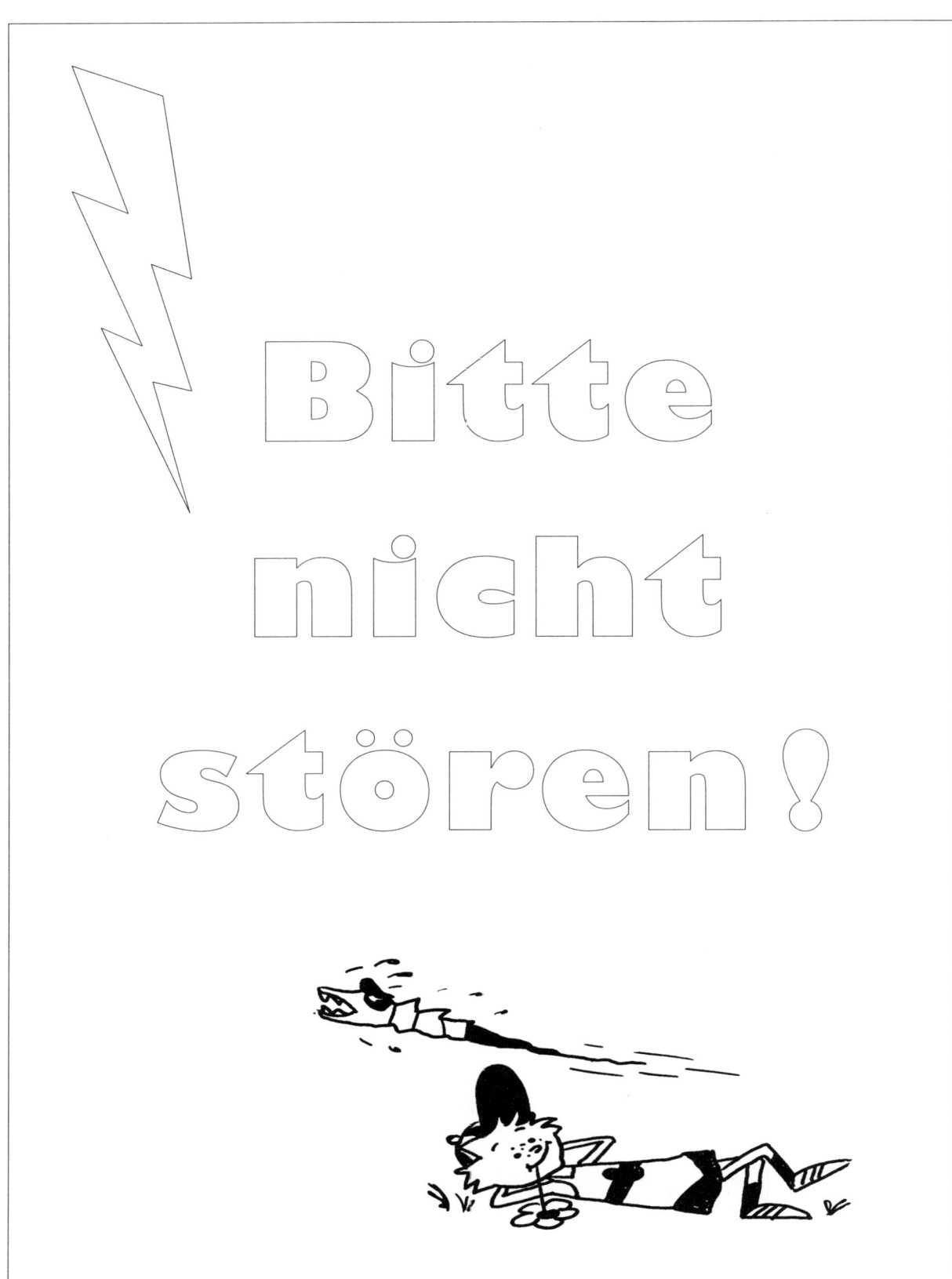

M2.3 Fragen zur Entspannung
Woche 2

TRAGE DIE ANTWORTEN JEDEN TAG IN DIE KÄSTCHEN EIN

	FIFs Antwort	Montag	Dienstag	Mittwoch	Donnerstag	Freitag	Samstag	Sonntag
Hast Du heute Entspannung geübt? JA oder NEIN. Wie oft?	Ja 2 mal							
Wie hat es geklappt? ① ② ③ ④ ⑤ (Von 1 = sehr gut bis 5 = überhaupt nicht)	2							
Hat Dich beim Üben etwas gestört? JA oder NEIN. Wenn ja, was?	Ja Lärm							
Hast Du die Übung heute gerne gemacht? ① ② ③ ④ ⑤ (Von 1 = sehr gerne bis 5 = überhaupt nicht gerne)	1							

M2.4: Kleine Urkunde „Der Entspannungs-Chef"

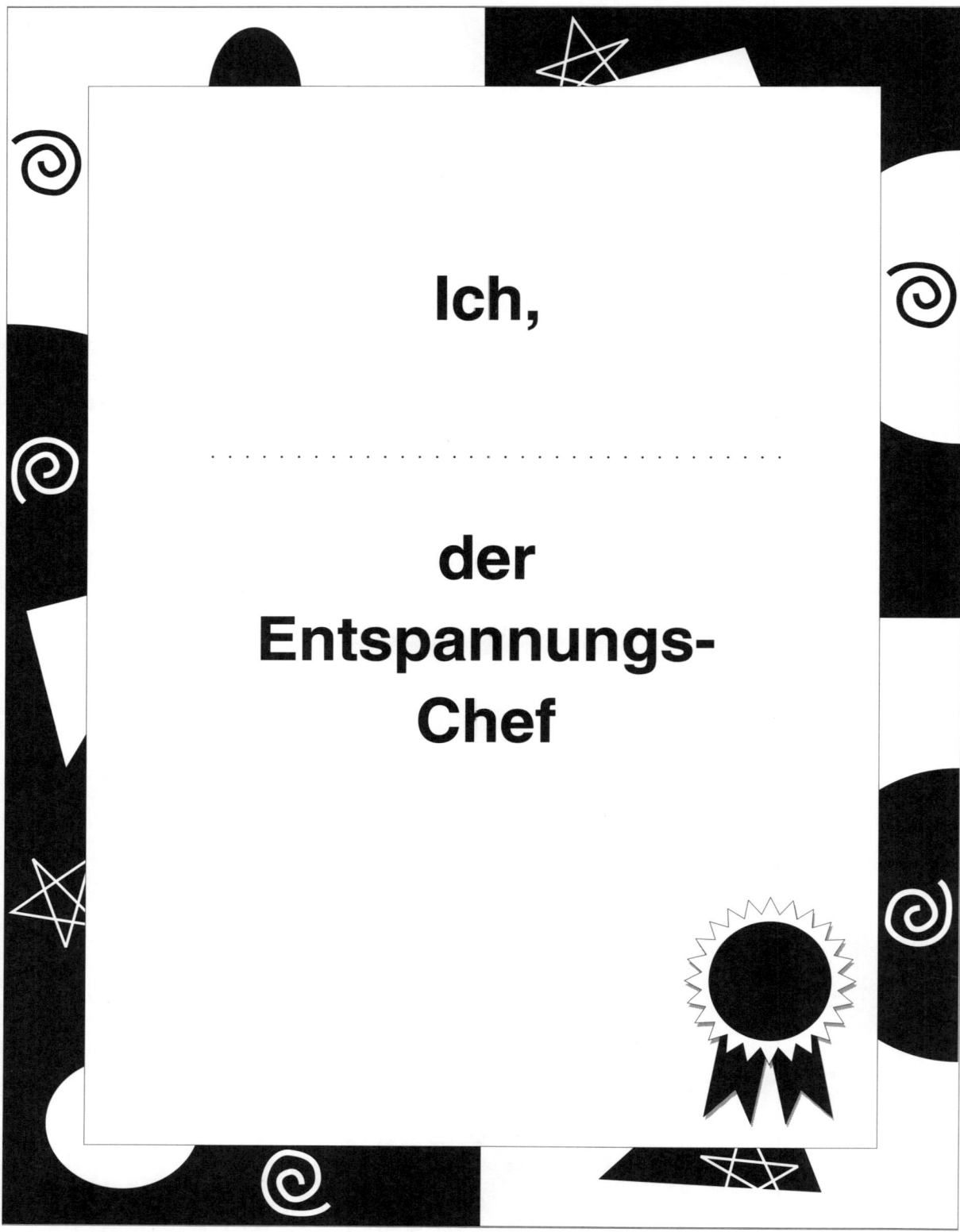

Ich,

. . . .

der
Entspannungs-
Chef

Du hast es geschafft!
Ende der zweiten Trainingswoche

Wochen-Info 3

Die Mauer gegen **den Kopfschmerz** wächst. In dieser Woche habe ich den dritten Mauer-Baustein kennengelernt, er heißt:

3

Kopfschmerz-Auslöser und Stress

- **Ich habe gelernt, wie ich Kopfschmerzauslöser, und ganz besonders Stress, erkennen kann.**

- **Wenn ich kann, vermeide ich die Kopfschmerzauslöser.**

- **Ich passe auf mich auf! Wenn ich Stress und Anspannung spüre, dann setze ich meine Entspannung dagegen ein.**

Ich kenne schon zwei Bausteine des Trainings:

2

Entspannung

1

**Ich weiß,
wie Schmerz und wie das Schmerztor funktioniert,
was im Kopf bei Spannungskopfschmerz und was
bei Migräne abläuft.**

Was steht an in Woche 3?

Habe ich an alles gedacht?

❶ Ich fülle mein Kopfschmerz-Tagebuch **jeden Tag** aus. Ich mache einen dicken **Erledigt-Haken** auf das unterste Kästchen oder klebe einen Sticker auf diesen Tag. Ich bringe das Tagebuch zur nächsten Woche mit.

❷ Ich übe jeden Tag die Entspannung, die wir heute gemeinsam gemacht haben (Übung auf **Seite A** der Entspannungskassette). Ich male oder beklebe nach jeder Übung meinen Drachen bunt zu, damit er am Schluss kaum noch zu sehen ist. Ich trage jeden Tag in das Blatt „Fragen zur Entspannung" ein, wie es geklappt hat.

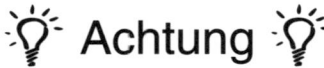

Achtung

Keine Entspannung bei einer Migräneattacke!

❸ Ich finde meine eigenen Stress-Signale und trage sie in das Blatt „Stress-Signale" ein.
Ich versuche, **meine ganz persönlichen** Kopfschmerzauslöser zu finden. Ich trage sie in die Puzzle-Felder des Blattes „Kopfschmerzauslöser" ein.

❹ Wenn es möglich ist, **vermeide** ich meine Kopfschmerzauslöser, damit DRAK seine Ruhe hat. Immer wenn ich Stress verspüre, setze ich **Entspannung** dagegen ein.

Ich bringe zu jeder Stunde meinen FIF-Ordner mit allen Unterlagen mit.

M3.1: Beispiele für Stress-Signale und Kopfschmerzauslöser

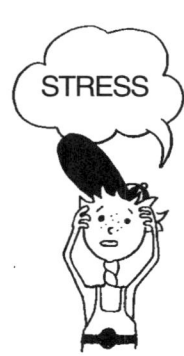

 Beispiele für Signale

- meine Hände sind kalt
- ich bin gereizt
- mein Magen rumort, mir wird schlecht
- mein Kopf wird ganz heiß
- ich kann nicht mehr

- ich kann nicht ruhig sitzen
- ich fühle mich schlapp und müde
- meine Muskeln im Gesicht, im Nacken oder in den Schultern sind total hart
- ich schreie schnell andere an

 Beispiele für Kopfschmerzauslöser

- Probleme (in der Schule, in der Familie)
- Angespanntes (und krummes) Sitzen bei langem Fernsehen oder Computerspielen
- Lärm
- Von anderen in der Klasse zurückgestoßen werden
- Große Freude (Geburtstag, Familienfeiern)
- Sich hässlich finden
- Hitze, schwüles Wetter, stickige Luft
- Lange Autofahrten
- Schulstress, zum Beispiel:
  Ich lerne zu langsam
  Ein Lehrer kann mich nicht leiden
  Ich habe vor einigen in der Klasse Angst
- Zu wenig oder zu viel Schlaf
- Ärger oder Druck in der Schule
- Angst vor Klassenarbeiten
- Sich nicht wehren können
- Ungerechte Behandlung durch andere
- Gedanken wie
  „Mist, ich glaube, das geht schon wieder los!"
  „Ich muss mich bestimmt wieder übergeben."
  „Das wird nie und niemals besser."
  „Warum gerade ich?"

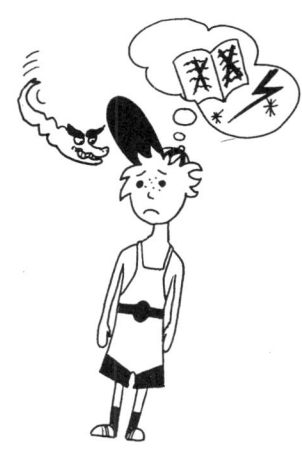

M3.2: Meine Stress-Signale

Ich achte auf meine persönlichen Stress-Signale, auch wenn sie nur ganz schwach sind. Stelle Dir eine Situation vor, in der Du schon einmal Stress-Signale bemerkt hast und schreibe auf, woran **Du** Stress gespürt hast.

Meine Stress-Signale sind:

(Trage sie in die Kästchen ein)

M3.3: Meine Kopfschmerzauslöser

Trage in die Puzzle-Felder Deine ganz eigenen Kopfschmerzauslöser ein. Es können auch mehrere in einem Puzzle-Teil stehen. Vielleicht hast Du auch einige, die der Trainer noch nicht kennt.

Mein Kopfschmerz kommt, wenn ...

(Trage alles, was Dir einfällt, in die Puzzle-Felder ein – wie die Beispiele von FIF zeigen.)

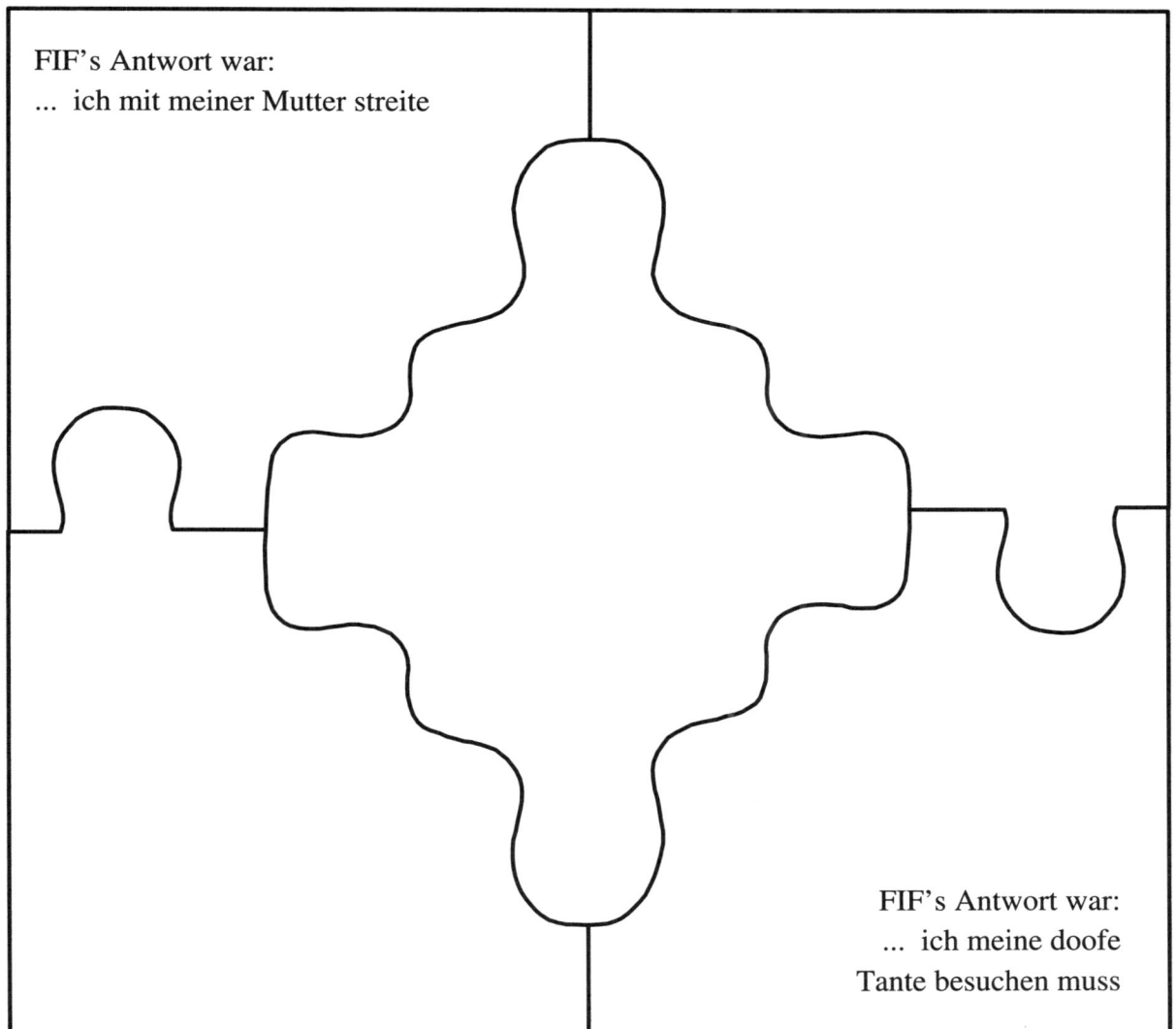

FIF's Antwort war:
... ich mit meiner Mutter streite

FIF's Antwort war:
... ich meine doofe
Tante besuchen muss

M3.4 Fragen zur Entspannung
Woche 3

TRAGE DIE ANTWORTEN JEDEN TAG IN DIE KÄSTCHEN EIN

	FIFs Antwort	Montag	Dienstag	Mittwoch	Donnerstag	Freitag	Samstag	Sonntag
Hast Du heute Entspannung geübt? JA oder NEIN Wie oft?	Ja 1 mal							
Wie hat es geklappt? ① ② ③ ④ ⑤ (Von 1 = sehr gut bis 5 = überhaupt nicht)	2							
Hat Dich beim Üben etwas gestört? JA oder NEIN Wenn ja, was?	Nein							
Hast Du die Übung heute gerne gemacht? ① ② ③ ④ ⑤ (Von 1 = sehr gerne bis 5 = überhaupt nicht gerne)	2							

M3.5: Kleine Urkunde „Der Stress-Manager"

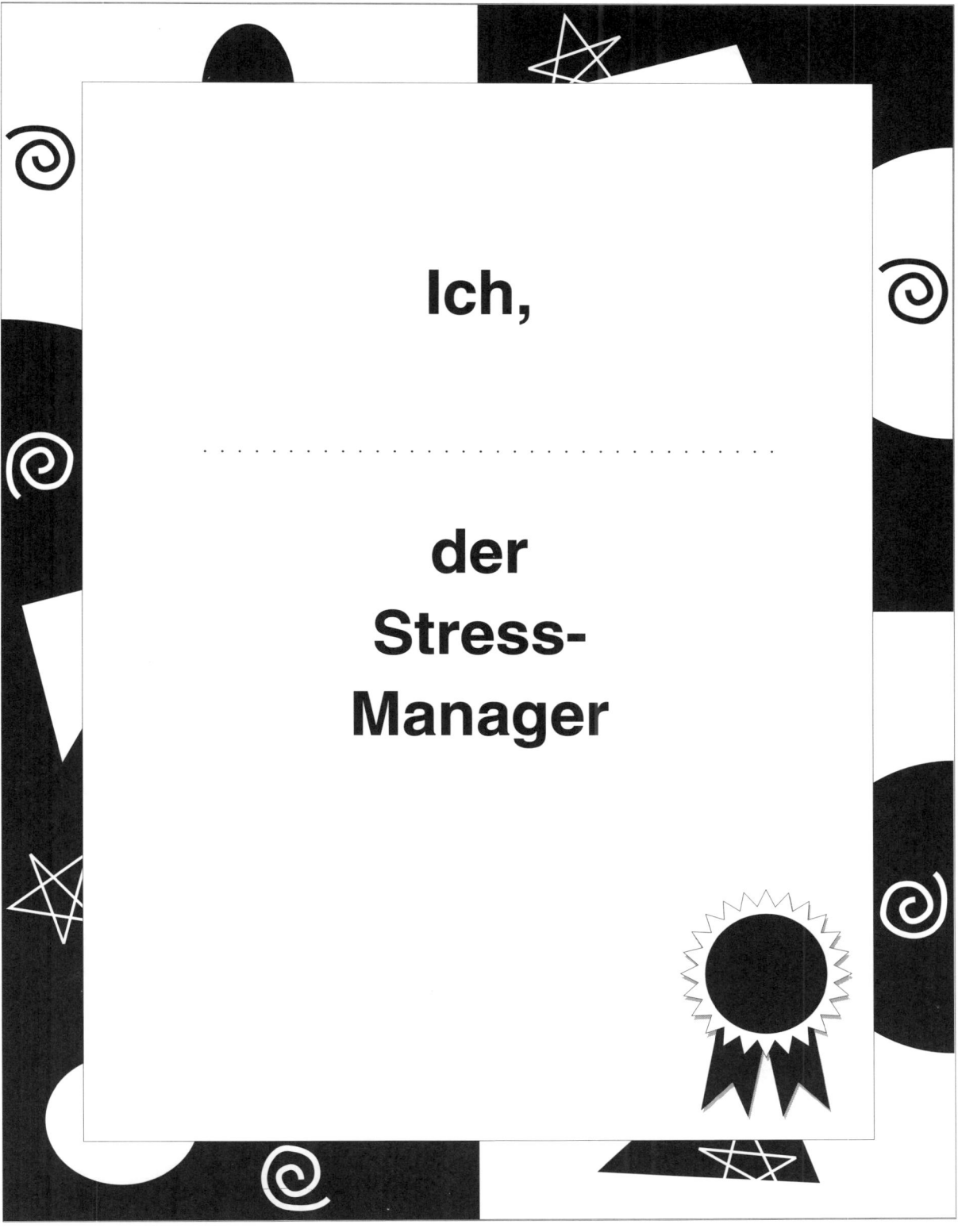

Ich,

. . . .

der
Stress-
Manager

Prima!
Ende der dritten Trainingswoche

Wochen-Info 4

Die Mauer gegen **den Kopfschmerz** wird noch höher. In dieser Woche habe ich einen neuen Mauer-Baustein kennengelernt, er heißt:

4

Schwarze und BUNTE Gedanken
GedankenSTOPP

Ich weiß jetzt, dass SCHWARZE Gedanken unangenehme Gefühle und Stress wecken können. Das kann Kopfschmerz auslösen oder verschlimmern. Ich habe gelernt, wie ich mit GedankenSTOPP meine SCHWARZEN Gedanken in **BUNTE** Gedanken umwandeln kann. Ich passe auf: Wenn SCHWARZE Gedanken kommen, rufe ich **STOPP** und schlage mir leicht aufs Knie. Damit vertreibe ich die SCHWARZEN Gedanken und ersetze sie durch **BUNTE** Gedanken. Dabei helfen mir die „4 Schritte zum **BUNTEN** Denken".

Drei Bausteine des Trainings kenne ich schon aus den vorhergehenden Wochen:

3 ## Kopfschmerzauslöser und Stress

2 ## Entspannung

1 **Ich weiß,
wie Schmerz und wie das Schmerztor funktioniert,
was im Kopf bei Spannungskopfschmerz und was
bei Migräne abläuft.**

Was steht an in Woche 4?

Habe ich an alles gedacht?

❶ Ich fülle mein Kopfschmerz-Tagebuch *jeden Tag* aus. Ich mache einen dicken **Erledigt-Haken** auf das unterste Kästchen oder klebe einen Sticker auf diesen Tag. Ich bringe das Tagebuch zur nächsten Woche mit.

❷ Ich übe jeden Tag die Entspannung, die wir heute gemeinsam gemacht haben (Übung auf **Seite A** der Entspannungskassette). Für jede Übung male oder klebe ich meinen Drachen ein Stückchen bunt zu, damit er am Schluss kaum noch zu sehen ist.

❸ Ich finde BUNTE Gedanken, besonders bei Kopfschmerz.

❹ Ich nehme das Blatt „4 Schritte zum **BUNTEN** Denken" und übe den GE-DANKENSTOPP, bis ich damit gut vertraut bin. Ich achte auf SCHWARZE Gedanken, besonders bei Stress und Kopfschmerz. Ich wandle sie in **BUNTE** Gedanken um.

Ich bringe zu jeder Stunde
meinen FIF-Ordner
mit allen Unterlagen mit.

M4.1: BUNTE Gedanken

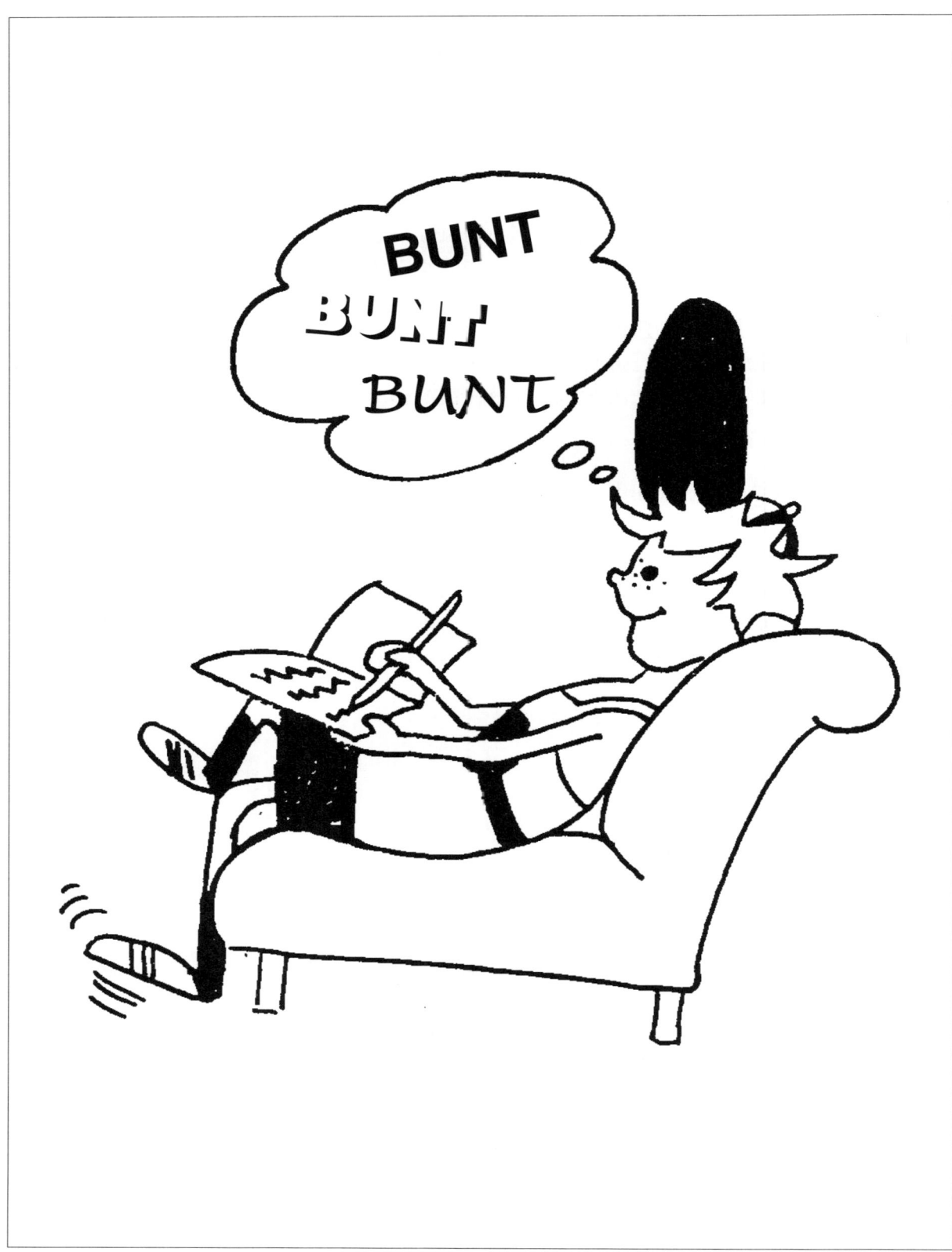

M4.2: Gedankenstopp

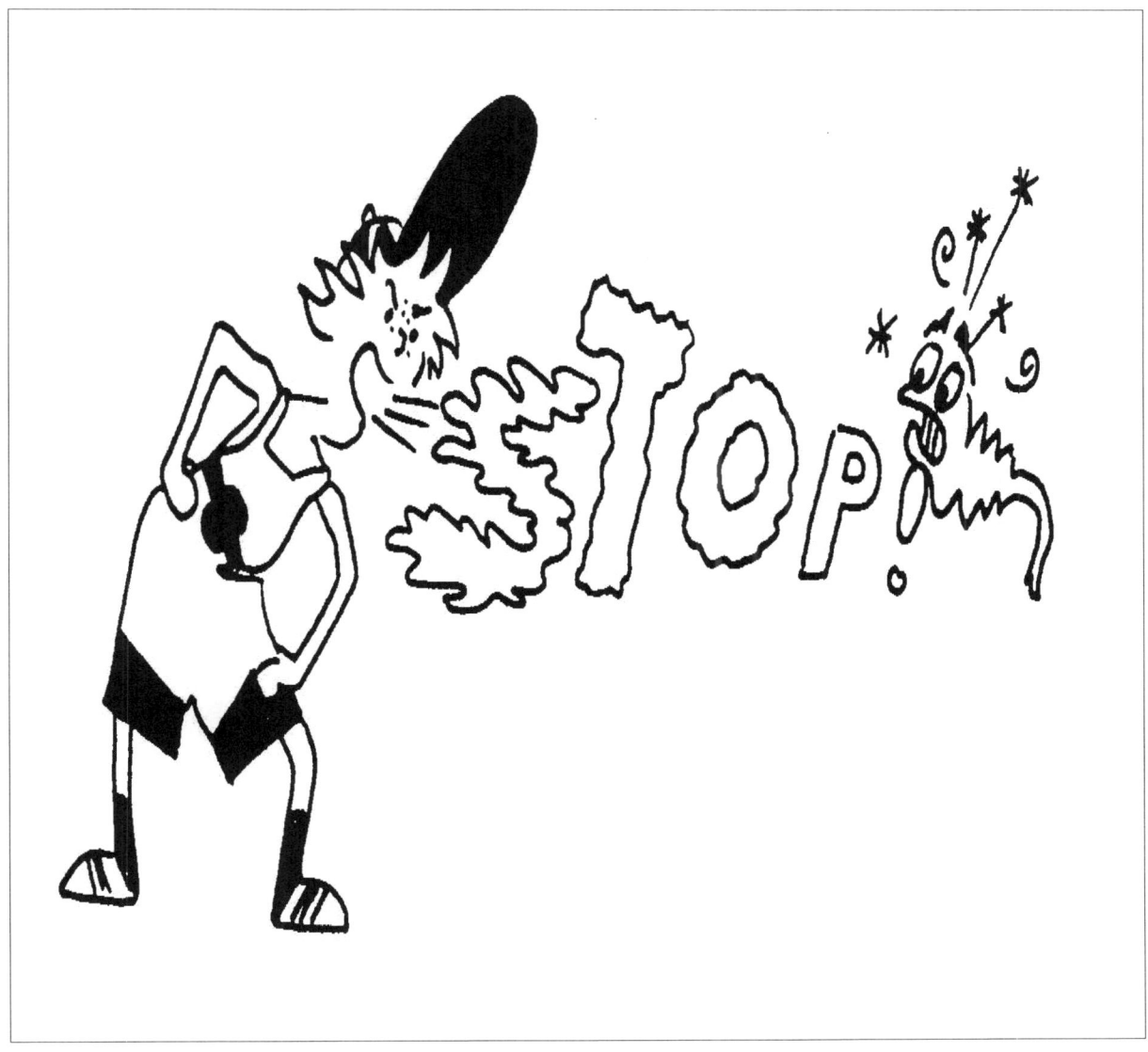

M4.3: Meine BUNTEN Gedanken

Finde Deine eigenen BUNTEN Gedanken!
(Merke sie Dir, um später schwarze Gedanken umwandeln zu können.)
Besonders bei Kopfschmerz!

☺ ....

☺ ....

☺ ....

☺ ....

☺ ....

☺ ....

☺ ....

TIPP

Fragen, die helfen können

☺ Gibt es nicht doch auch gute Seiten an dieser Situation?

☺ Ist es wirklich sooo schlimm, wie ich es jetzt finde?

☺ Was könnte ich denken, um diese Situation zu meistern?

☺ Worauf kann ich mich freuen, wenn der Schmerz oder diese unangenehme Situation vorbei ist?

Die Erinnerung an schöne Erlebnisse hilft, BUNTE Gedanken zu finden.

M4.4: Ich habe es gemacht!!

Vier Schritte zum BUNTEN Denken

Mache dieses Gedankenspiel in dieser Woche mehrmals. Schreibe Deine eigenen Beispiele auf, in denen Du schwarzes in BUNTES DENKEN umgewandelt hast!

Schritt ❶	Erkenne die Situationen, in Denen Du **SCHWARZE** Gedanken hast! Wann? .... Wann? .... Wann? .... Achte auf die **SCHWARZEN** Gedanken und die Gefühle, die ihnen folgen! Was sind das für schwarze Gedanken und Gefühle? Welche? .... Welche? .... Welche? ....
Schritt ❷	Nimm einige Deiner schönen **BUNTEN** Gedanken, die Du gefunden hast! (Schaue dazu auf die Seite vorher.) Welche? .... Welche? .... Welche? ....
Schritt ❸	Setze für die **SCHWARZEN** Gedanken den **GEDANKENSTOPP** ein. Schalte sie ab!
Schritt ❹	Denke statt der SCHWARZEN Gedanken die **BUNTE** Gedanken!

☺ **Wichtig! Wichtig! Wichtig!** ☺

	Klopfe Dir im Geiste auf die Schulter, dass Du **BUNTE** Gedanken in den Kopf geholt hast. Sage Dir, ich will nicht mehr so schwarz sehen, das ist nicht gut für mich!

M4.5: Kleine Urkunde „Der Gedanken-Spezialist"

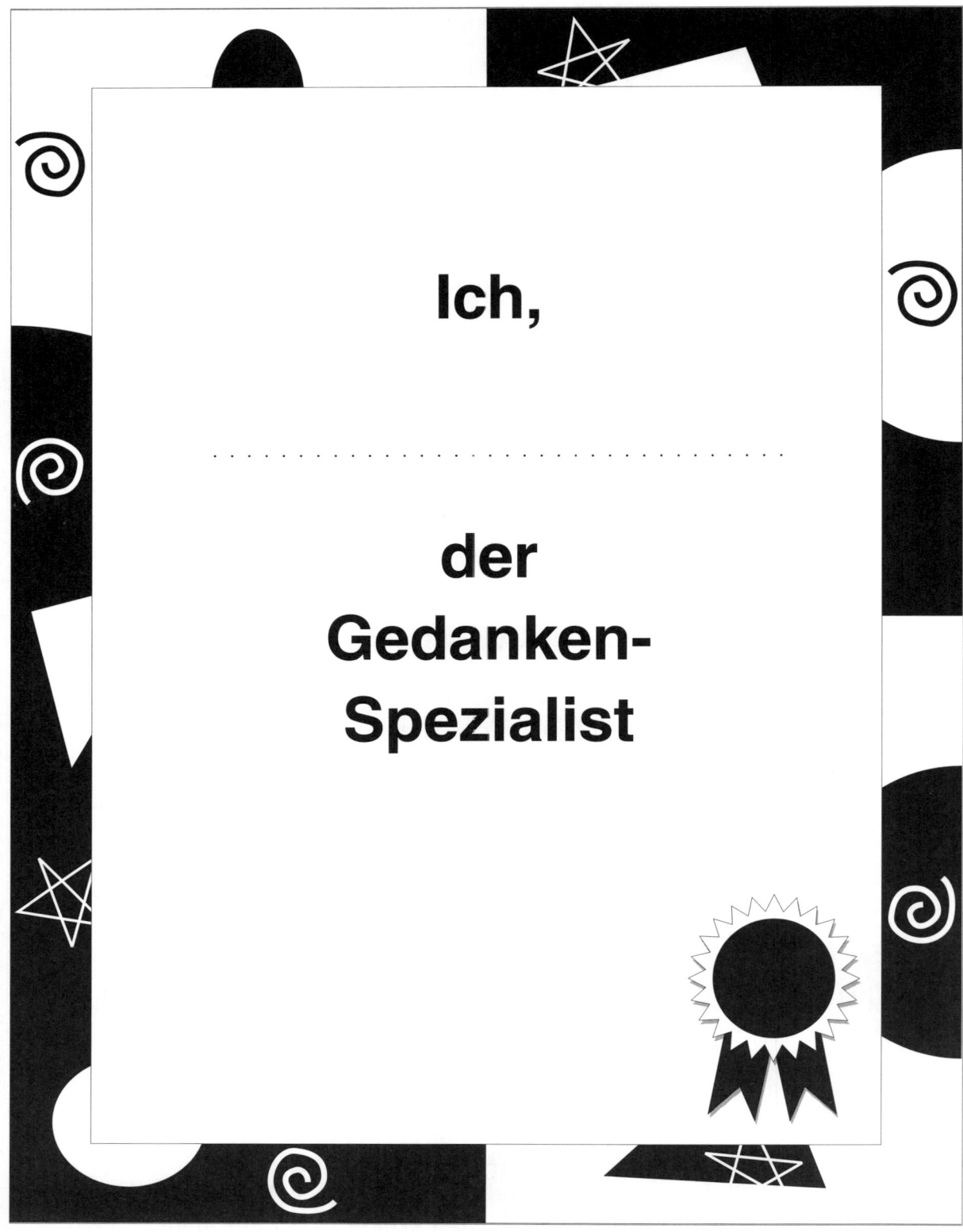

Ich,

. . . .

der Gedanken- Spezialist

Es geht doch gut!
Ende der vierten Trainingswoche

Wochen-Info 5

Die Mauer gegen **den Kopfschmerz** wächst und wächst. Der fünfte Mauer-Baustein heißt:

5

Aufmerksamkeit

Ich weiß jetzt, dass ich meine Aufmerksamkeit lenken kann:
- **auf etwas hin und**
- **von etwas weg (= Ablenkung).**

Zur **Ablenkung** von **unangenehmen** Dingen, wie Stress und Kopfschmerz, gehe ich auf eine **Phantasiereise**.
Oder ich mache etwas anderes Schönes, was mich ablenkt.

Die vier ersten Bausteine des Trainings kenne ich schon gut und setze sie auch ein:

4 **Schwarze und BUNTE Gedanken**
GedankenSTOPP

3 **Kopfschmerzauslöser und Stress**

2 **Entspannung**

1 **Ich weiß,**
wie Schmerz und wie das Schmerztor funktioniert,
was im Kopf bei Spannungskopfschmerz und was
bei Migräne abläuft.

Was steht an in Woche 5?

Habe ich an alles gedacht?

---

❶ Ich fülle mein Kopfschmerz-Tagebuch *jeden Tag* aus und klebe einen Sticker auf diesen Tag, oder ich mache einen dicken **Erledigt-Haken** auf das unterste Kästchen. Ich bringe das Tagebuch zur nächsten Sitzung mit.

❷ Ich drehe an meinem Aufmerksamkeits-Scheinwerfer und setze die Ablenkung gegen Stress oder Kopfschmerz oder andere unangenehme Situationen ein. Dazu benutze ich **Seite B der Entspannungskassette.**

❸ Ich schaue in der Checkliste nach, ob ich genug Punkte für den „Aufmerksamkeits-Checker" gesammelt habe.

❹ Ich übe weiter die Entspannung, **aber jetzt ohne Kassette.**
Zuerst sage ich mir mein Ruhewort. Dann spanne ich alle Muskelpartien der Reihe nach an (wie auf der Kassette), aber nur wenig, sodass man es kaum sieht. Beim Entspannen achte ich jedes Mal mehr darauf, wie locker meine Muskeln sich anfühlen. Ich achte darauf, dass ich ruhig und gleichmäßig ein- und ausatme. Die Zeit, die ich für die ganze Entspannung brauche, wird kürzer. Das wohlige Gefühl von Entspannung und Ruhe erreiche ich jetzt schneller. Ich setze meine Entspannung jetzt auch in stressigen Situationen ein.

Wenn ich will: Für jede Übung male oder beklebe ich meinen Drachen ein Stückchen bunt zu, damit er am Schluss kaum noch zu sehen ist.

---

*Ich bringe zu jeder Stunde
meinen FIF-Ordner
mit allen Unterlagen mit.*

M5.1: Der Aufmerksamkeits-Scheinwerfer

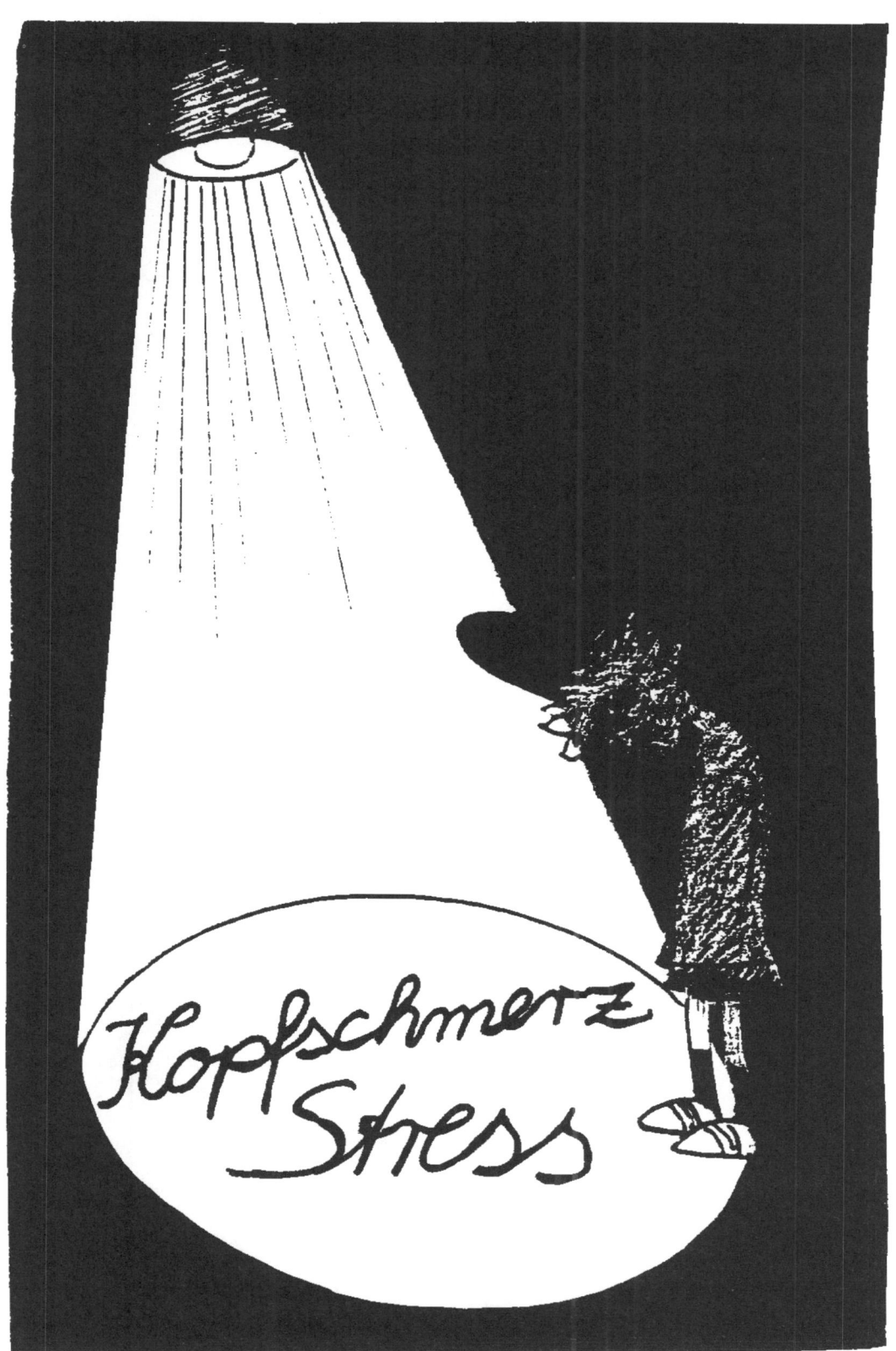

M5.2: Phantasiereise

Ich lenke meine Aufmerksamkeit mit einer Phantasiereise

Mache es Dir auf Deiner Entspannungswiese gemütlich. Lege Dich ganz locker hin. Achte auf Deinen Atem.

    Atme ruhig ein ... und l a n g s a m   wieder aus ...,
    ein ... und l a n g s a m   aus ...

Nun schicke Deine Aufmerksamkeit auf die Reise.

Höre Dir die **Seite B** der Entspannungskassette an.

Gehe mit auf eine Phantasiereise. Der Ballon entführt Dich in die Luft und lässt alles unter Dir sehr klein erscheinen.

Lass Deine Gedanken frei fliegen wie Schmetterlinge. Setze die Geschichte in Deiner Phantasie fort und denke Dir einen wunderschönen Schluss für Dich aus.

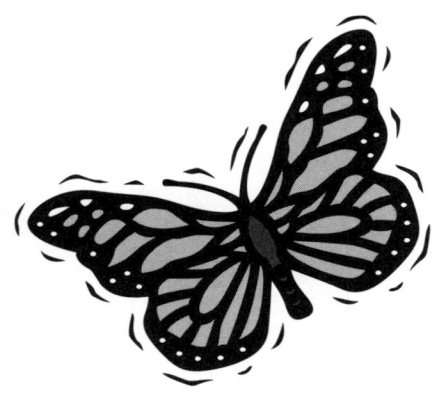

M5.3: Ich lenke mich ab

Bei Stress oder Kopfschmerz in dieser Woche:

> ## !! Ich lenke mich ab !!

☑ Ich habe etwas Eigenes, mit dem ich mich gut ablenken kann.

Was? ....

☑ Ich habe dazu die Phantasiereise auf der Entspannungskassette benutzt.

JA ○   NEIN ○

☑ Wie hat die Ablenkung geklappt?
(Gib eine Note)

① ② ③ ④ ⑤

TIPP 1

Denke Dir eine besonders schöne Geschichte aus, in der Du alles das erleben kannst, was Du Dir schon immer erträumt hast.

TIPP 2

Höre ganz leise eine Kassette an, die Du besonders magst. (Vielleicht auch sogar eine uralte, die Dir früher gut gefallen hat: Benjamin Blümchen oder Bibi Blocksberg.)

M5.4:

> # Checkliste zum
> # AUFMERKSAMKEITS-CHECKER

Gib Dir für jede Zeile ehrliche Punkte zwischen **0** und **100**.

0 Punkte: nein, überhaupt nicht   **100 Punkte:** super gemacht

	Punkte
Ich habe verstanden, wie der Aufmerksamkeits-Schein-werfer funktioniert.	
Ich habe ein eigenes Beispiel gefunden, bei dem mein Aufmerksamkeits-Scheinwerfer festgerostet ist.	
Ich habe versucht, den Scheinwerfer zu drehen.	
Ich habe die Phantasiereise zur Ablenkung bei Stress ein-gesetzt.	
Ich habe etwas Eigenes, mit dem ich mich gut ablenken kann. Als ich Stress oder Kopfschmerz hatte, habe ich mich damit ablenken können.	
Zusammen	

Die Punkte bedeuten:

500 Punkte:	**Du bist der echte Aufmerksamkeits-Checker!!**
ab 400 Punkte:	Du kannst die Aufmerksamkeit schon fast so lenken, wie Du willst!
ab 250 Punkte:	Übe noch ein bisschen, am Aufmerksamkeits-Schein-werfer zu drehen. Dann geht's besser!
bis 249 Punkte:	Die Lenkung der Aufmerksamkeit auf Woche 5 klappt nicht so ganz. Besprich noch einmal mit dem Trainer, was nicht so richtig geklappt hat.

M5.5: Kleine Urkunde „Der Aufmerksamkeits-Checker"

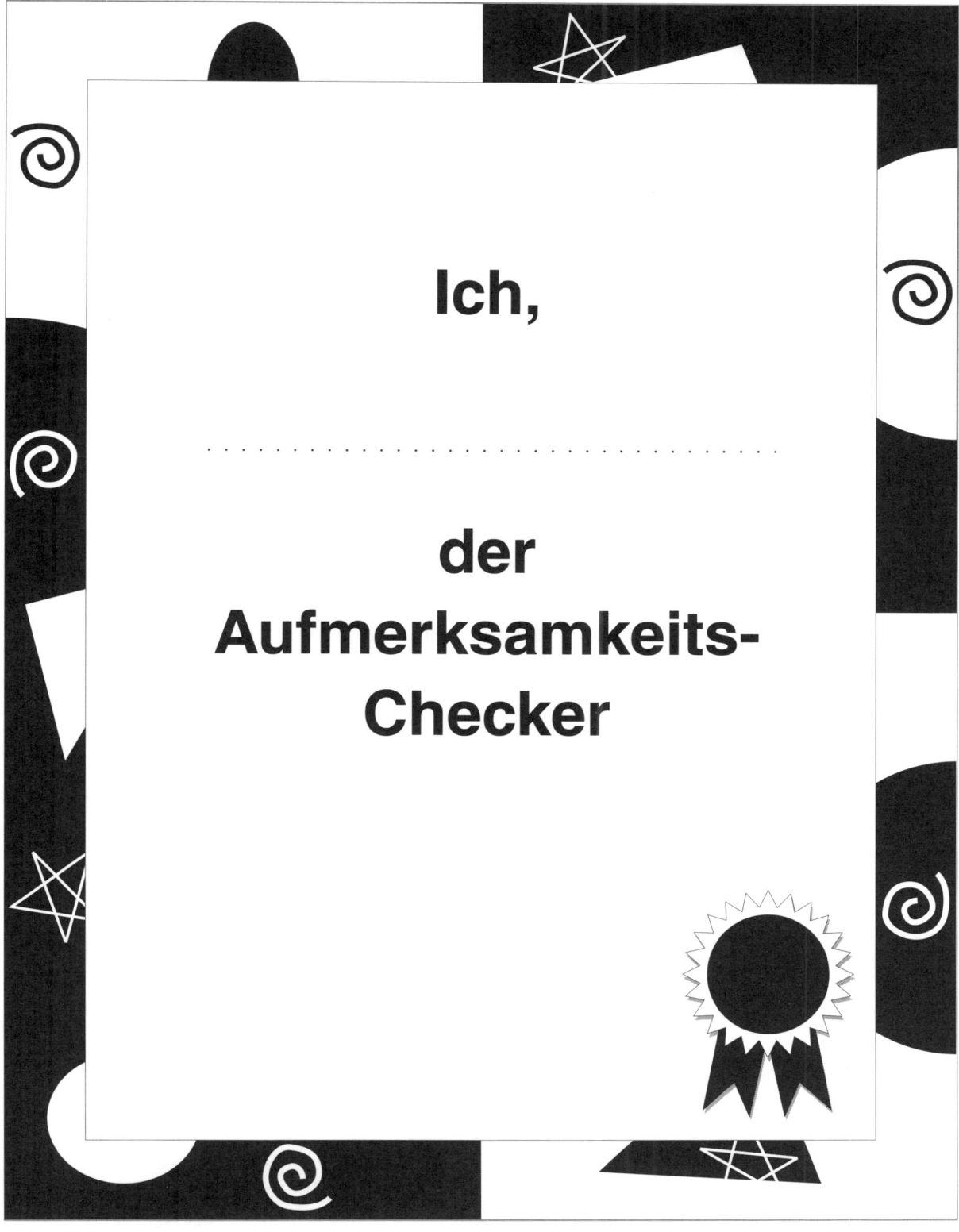

Ich,

. . . .

der
Aufmerksamkeits-
Checker

Weiter so!
Ende der fünften Trainingswoche

Wochen-Info 6

Die Mauer gegen **den Kopfschmerz** wächst. In dieser Woche habe ich einen guten neuen Mauer-Baustein kennen gelernt, er heißt:

6 **Selbstsicherheit**
Ich weiß, wie ich selbstsicher sein kann und wie ich gut mit anderen umgehen kann.

Fünf Bausteine des Trainings benutze ich schon:

5 **Aufmerksamkeit**

4 **Schwarze und BUNTE Gedanken**
GedankenSTOPP

3 **Kopfschmerzauslöser und Stress**

2 **Entspannung**

1 Ich weiß,
wie Schmerz und wie das Schmerztor funktioniert,
was im Kopf bei Spannungskopfschmerz und was
bei Migräne abläuft.

Was steht an in Woche 6?

Habe ich an alles gedacht?

❶ Ich fülle mein Kopfschmerz-Tagebuch *jeden Tag* aus und klebe einen Sticker auf diesen Tag, oder ich mache einen dicken **Erledigt-Haken** auf das unterste Kästchen. Ich bringe das Tagebuch zum nächsten Treffen mit.

❷ Ich finde heraus, was ich an mir O.K. finde.
Ich weiß jetzt, was Selbstsicherheit bedeutet.
Ich übe zweimal in dieser Woche, im Umgang mit anderen selbstsicher zu sein.

❸ Ich mache weiter Entspannung, **aber ohne Kassette.**
Ich mache die Mini-Entspannung mehrmals am Tag. Besonders, wenn ich mich genervt fühle oder wenn ich aufgeregt bin. Ich werde dadurch lockerer und ruhiger. Aber es braucht niemand zu merken.
Ich erlaube mir, dreimal in der Woche eine kleine Phantasiereise zu unternehmen.

Ich bringe zu jeder Stunde
meinen FIF-Ordner
mit allen Unterlagen mit.

M6.1: Selbstsicher sein

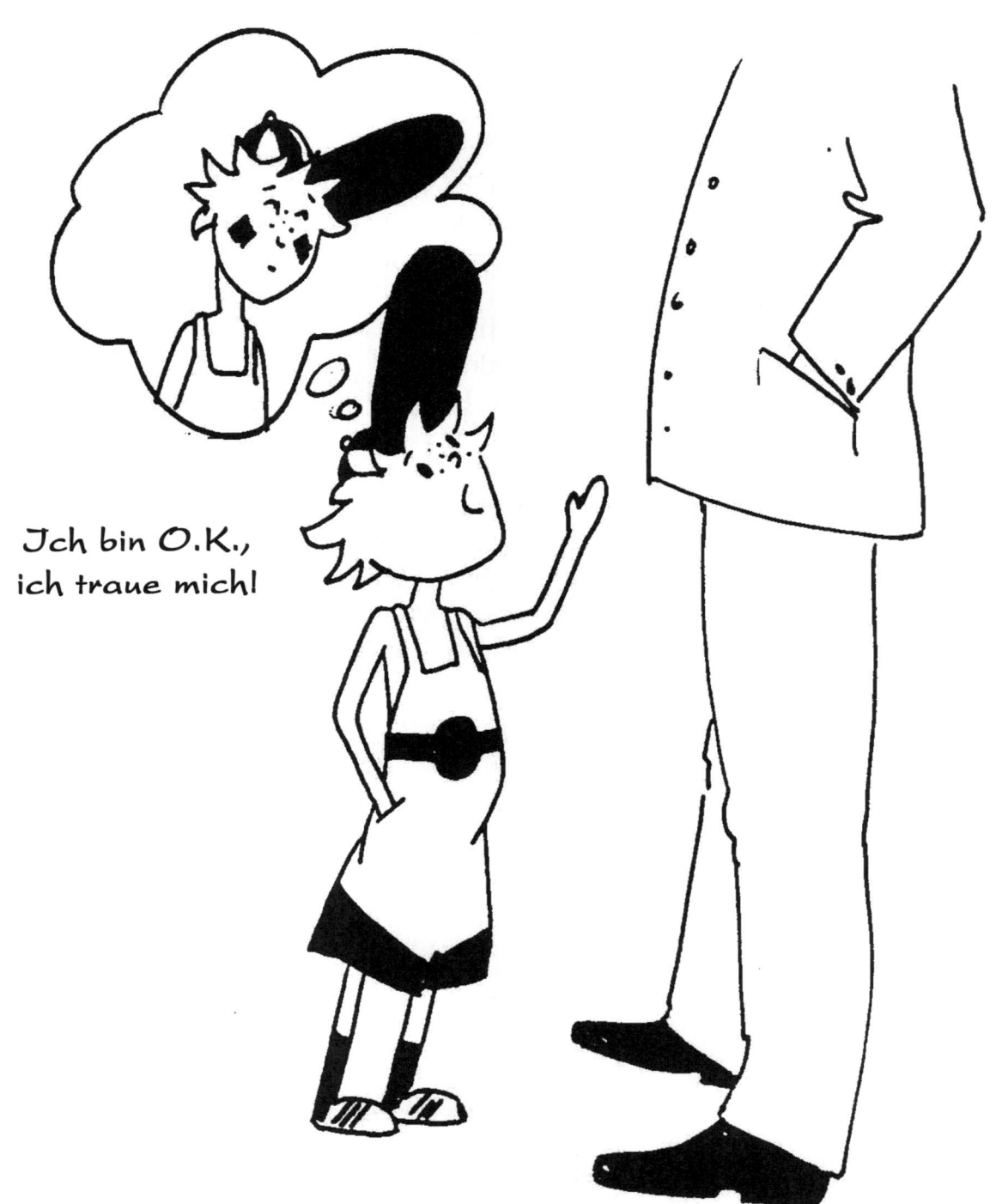

M6.2:

Selbstsicherheit bedeutet:

Ich kann dann ...

☺ **auch einmal um Hilfe bitten**

☺ **auch einmal „Nein" sagen**

☺ **eine andere Meinung haben als andere Menschen und sie auch sagen**

☺ **mich etwas trauen**

☺ **mich wehren**

☺ **mitreden, wenn sich andere Menschen unterhalten**

Vielleicht bedeutet Selbstsicherheit für Dich noch mehr:
(Ergänze!)

☺ ....

☺ ....

☺ ....

M6.3:

Übung zur Selbstsicherheit

Jetzt kannst Du üben, selbstsicher zu sein!!

Schlage noch einmal die vorige Seite auf. Dort sieht Du die **6 Punkte** (oder zusätzlich eigene), an denen Du erkennen kannst, ob Du selbstsicher bist. Bestimmt findest Du einige einfacher als andere. Suche Dir einen leichten Punkt und einen schwereren heraus. Fang mit dem leichten an. Überlege Dir, wann Du ihn in dieser Woche einmal ausprobieren kannst. Danach kannst Du Dich an den schwierigeren heranwagen.

Hier sind ein paar Beispiele, die Du üben kannst. Besser wäre aber, Du würdest Dir selbst etwas überlegen!!

Beispiele zum Selbstsichersein

☺ **Jemanden um etwas zu bitten**
Du hast in der letzten Mathestunde etwas nicht verstanden. Bitte Deinen Lehrer, es noch einmal zu erklären!

☺ **„Nein" zu sagen**
Dein Freund schlägt vor, im Supermarkt eine Tüte Bonbons zu klauen. Sage ihm, dass Du das nicht willst!

☺ **Eine andere Meinung haben und sie auch sagen**
Deine Freunde wollen mit Dir ein Spiel machen, das Du total langweilig findest. Sage das Deinen Freunden und schlage ein anderes Spiel vor!

☺ **Sich etwas trauen**
Es gibt jemanden in Deiner Klasse, mit dem Du gerne einmal nachmittags spielen möchtest. Überlege Dir etwas, wie Du ihn oder sie ansprechen kannst!

☺ **Sich wehren**
Jemand aus Deiner Klasse beschimpft Dich als Baby (oder als blöd oder sonst etwas), weil Du wegen Deiner Kopfschmerzen für fünf Minuten an die frische Luft möchtest. Sage ihm, dass Dir frische Luft gegen die Kopfschmerzen hilft und man deswegen noch lange kein Baby ist.

☺ **Sich entschuldigen**
Du hattest gestern Kopfschmerzen und hast deshalb aus Wut jemanden angebrüllt. Sag', dass es Dir leid tut! Erkläre, dass Du oft einfach sauer bist, wenn Du Kopfschmerzen hast, ohne dass jemand etwas dafür kann.

Aber Achtung: nicht aggressiv sein !!

Wie hat Deine Übung geklappt?

Mache ein Kreuzchen!

	gar nicht	mittel	super!
Leichte Übung	☐	☐	☐
Schwere Übung	☐	☐	☐

TIPP:

Locker und gelassen sein!

Selbstsicher zu sein kann am Anfang auch schon einmal mit Angst verbunden sein. Das ist natürlich, da Du ja etwas Neues lernst und nicht genau weißt, wie es ausgehen wird. Wenn es nicht gleich von Anfang an gut geht, gebe nicht auf, sondern **lobe Dich** dafür, dass Du Dich angestrengt hast. Beim nächsten Mal geht es sicher noch besser.

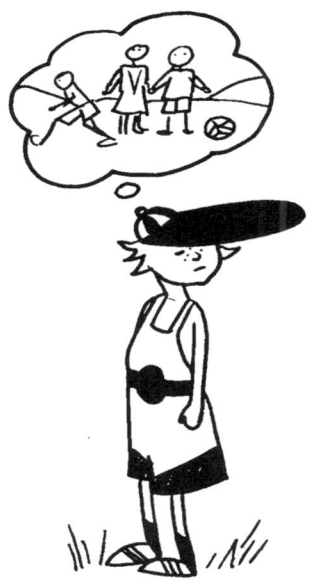

M6.4: Die Mini-Entspannung

Die Mini-Entspannung

Setze Dich locker und atme tief ein und l a n g s a m wieder aus.
Und noch einmal ein und a u s.

Sprich ganz leise in Dich hinein:

„Ich bin ganz ruhig und entspannt. Mir kann keiner etwas anhaben, denn ich habe Kontrolle. Ich fühle mich gut und die Spannung fällt von meinem Körper ab".

Du fühlst Du Dich sicher, stark und entspannt. Genieße das Gefühl der Entspannung und Ruhe.

M6.5: Kleine Urkunde „Der ICH bin O.K.-Meister"

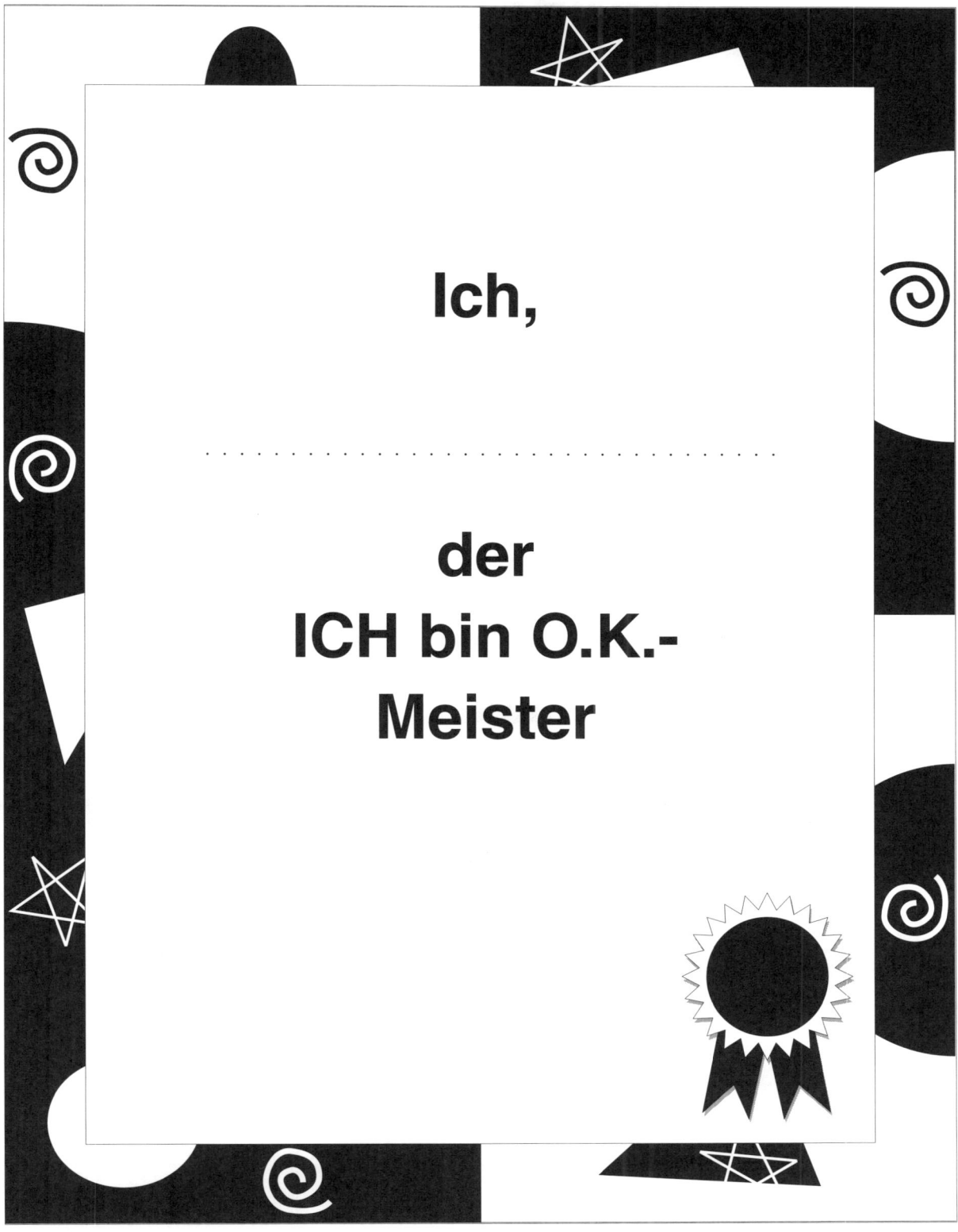

Du packst es!
Ende der sechsten Trainingswoche

Wochen-Info 7

Die Mauer gegen **den Kopfschmerz** wächst. In dieser Woche habe ich den siebten Mauer-Baustein kennen gelernt, er heißt:

7

Problemlösen

Ich weiß jetzt, dass ich etwas gegen Probleme tun kann. Viele Probleme kann ich Stufe für Stufe lösen. Dazu gehe ich die Problemlöse-Treppe hinauf.

Sechs Bausteine wende ich schon an:

6 **Selbstsicherheit**

5 **Aufmerksamkeit**

4 **Schwarze und BUNTE Gedanken
GedankenSTOPP**

3 **Kopfschmerzauslöser und Stress**

2 **Entspannung**

1 **Ich weiß,
wie Schmerz und wie das Schmerztor funktioniert,
was im Kopf bei Spannungskopfschmerz und was
bei Migräne abläuft.**

Was steht an in Woche 7?

Habe ich an alles gedacht?

❶ Ich fülle mein Kopfschmerz-Tagebuch *jeden Tag* aus und klebe einen Sticker auf diesen Tag, oder ich mache einen dicken **Erledigt-Haken** in das unterste Kästchen. Ich bringe das Tagebuch zum nächsten Treffen mit.

❷ Ich übe das PROBLEMLÖSEN bei einem oder mehreren Problemen in dieser Woche. Immer wenn ich ein Problem habe, suche ich nach Lösungen und finde die für mich beste heraus. Stufe für Stufe, Schritt für Schritt.

❸ Zur *Vorbeugung* von Kopfschmerz und Stress setze ich alle die Anti-DRAK-Techniken ein, die ich schon gelernt habe.

Dazu gehört ganz besonders:

❹ Ich führe meine Entspannung fort. Ich bemale oder beklebe nach jeder Übung meinen Drachen bunt zu, damit er am Schluss kaum noch zu sehen ist.

So oft ich kann, setze ich die Mini-Entspannung ein. Besonders dann, wenn es nötig ist.

Ich bringe zu jeder Stunde
meinen FIF-Ordner
mit allen Unterlagen mit.

M7.1: Null Problemo?? Nicht immer, aber oft!

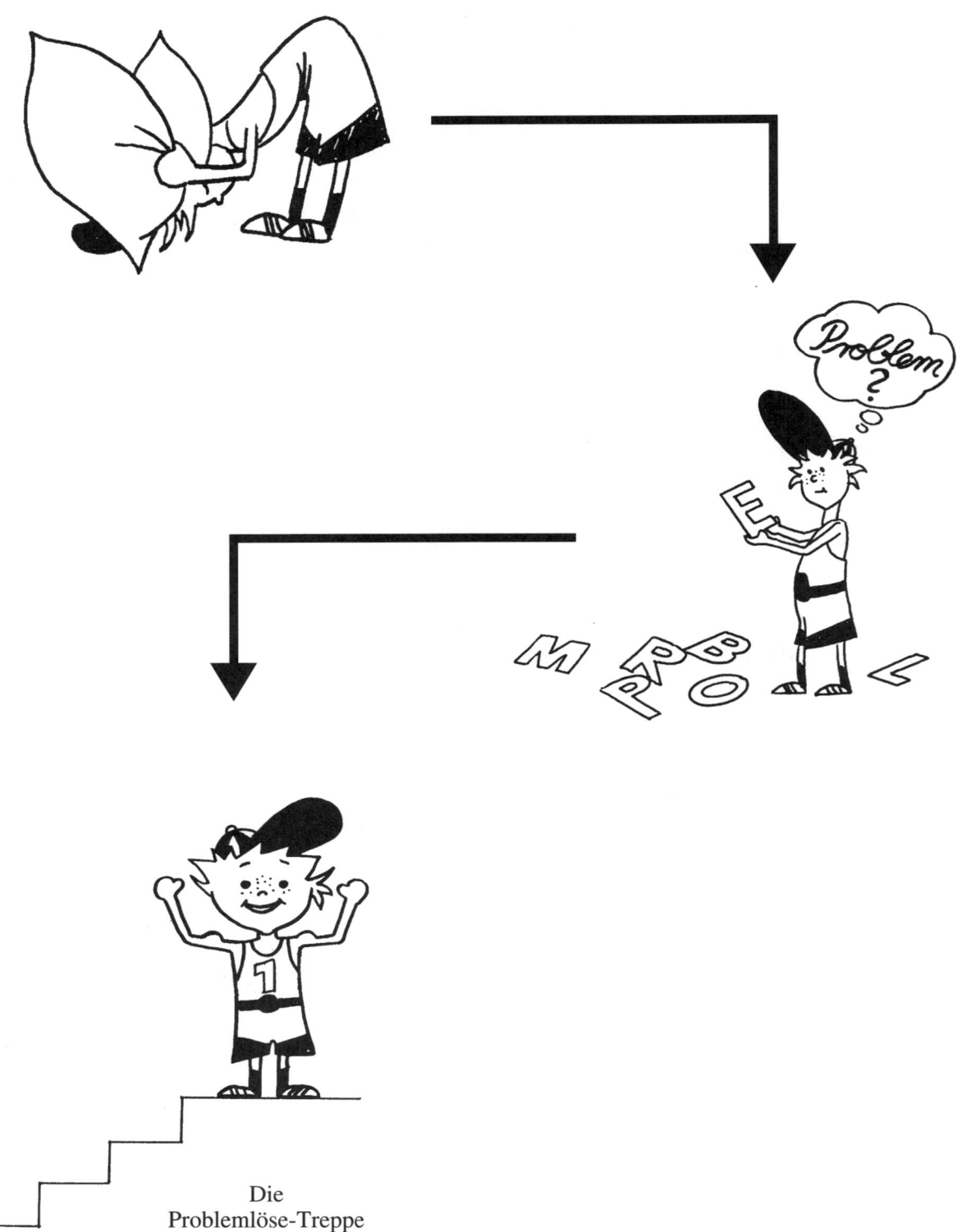

Die
Problemlöse-Treppe

M7.2: Beispielblatt für die Sitzung

Die Treppe zum Problemlösen

Steige von **unten** die Treppe hinauf.

Die beste Lösung ☞

Suche die Lösung mit der besten Note:
So mache ich es!

....

....

Bewertung der Lösungen ⬆

Gib den Lösungen Noten ① ② ③ ④ ⑤ !

....

....

....

Brainstorming ⬆

Was tue ich? Welche Lösungen gibt es überhaupt?

a) ....

b) ....

c) ....

d) ....

e) ....

Problem erkennen! ⬆

Was ist das Problem?

....

....

....

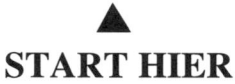

START HIER

M7.3: Für zu Hause

Die Treppe zum Problemlösen

Finde ziemlich uncoole Situationen und steige von **unten** die Treppe hinauf.
Versuche, ein Problem zu lösen.

Die beste Lösung

Suche die Lösung mit der besten Note:
So mache ich es!

....

....

Bewertung der Lösungen

Gib den Lösungen Noten ① ② ③ ④ ⑤ !

....

....

....

Brainstorming

Was tue ich? Welche Lösungen gibt es überhaupt?

a) ....

b) ....

c) ....

d) ....

e) ....

Problem erkennen!

Was ist das Problem?

....

....

....

START HIER

M7.4:

Checkliste zum
PROBLEM-FIGHTER

Gib Dir für jede Zeile ehrliche Punkte zwischen **0** und **100**.

0 Punkte: nein, überhaupt nicht   **100 Punkte:** super gemacht

	Punkte
Ich erkenne jetzt ein Problem viel schneller als früher. Ich schaue es mir genau an, weil ich dann weiß, wie ich es in den Griff kriege. Meistens.	
Ich habe schon **einmal** die vier Stufen zum PROBLEM-LÖSEN geschafft!	
Ich entspanne mich jeden Tag mindestens einmal, entweder mit allen Muskeln hintereinander oder ganz schnell mit der Mini-Entspannung!	
Ich wende alle möglichen Anti-DRAK-Techniken an, die ich gelernt habe, um dem Kopfschmerz vorzubeugen.	
Ich habe in dieser Woche mit der PROBLEMLÖSE-Treppe mehrere Probleme ganz gut gelöst. Es funktioniert!	
Zusammen	

Die Punkte bedeuten:

500 Punkte:	**Du fightest gegen ein Problem, Du bist Sieger!**
ab 400 Punkte:	Nur Mut! Noch ein kleiner Schritt!
ab 250 Punkte:	Halbe Problem-Fighter können ganze Problem-Fighter werden!
bis 249 Punkte:	Problem-Fighter geben nicht auf!

M7.5: Kleine Urkunde „Der Problem-Fighter"

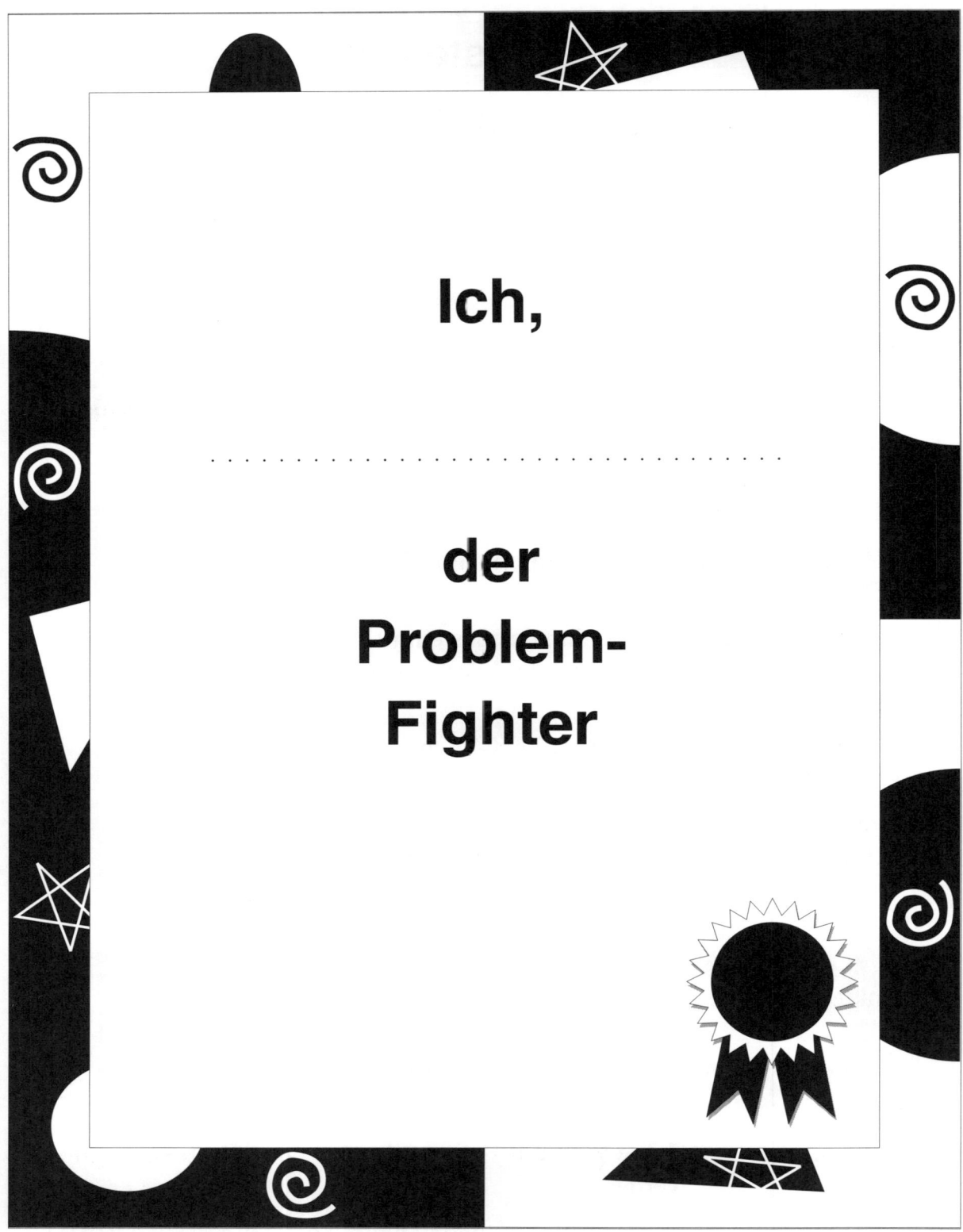

Null Problemo?
Ende der siebten Trainingswoche

Wochen-Info 8

Die Mauer gegen **den Kopfschmerz** steht. In dieser Woche habe ich den letzten Mauer-Baustein kennen gelernt, er heißt:

8 **Was ein Kopfschmerz-Experte tun kann**

7 **Problemlösen**

6 **Selbstsicherheit**

5 **Aufmerksamkeit**

4 **Schwarze und BUNTE Gedanken GedankenSTOPP**

3 **Kopfschmerzauslöser und Stress**

2 **Entspannung**

1 **Ich weiß, wie Schmerz und wie das Schmerztor funktioniert, was im Kopf bei Spannungskopfschmerz und was bei Migräne abläuft.**

Was mache ich weiter?

❶ Ich nehme mir immer mal wieder Zeit und entspanne mich, damit ich das **Entspannen nicht verlerne.**

Ganz besonders und sofort, wenn ich Stress und Anspannung merke.

❷ Wenn ich die ersten Signale von Kopfschmerz spüre, gehe ich die **Kopfschmerztreppe** hinauf.

❸ **Ich setze alle meine Techniken und Tricks ein, die ich gelernt habe. Dann werde ich den Kopfschmerzdrachen DRAK schon überlisten.**

❹ Ich gebe meinen Eltern **den Brief,** den ich im Training bekommen habe und der für sie bestimmt ist. Er enthält Hinweise für die Medikamenteneinnahme und eine optimierte Ernährung bei Kopfschmerz.

❺ Und ganz wichtig:

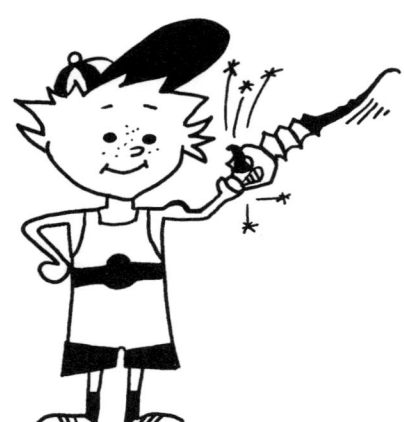

Ich schaue immer mal wieder in mein FIF-Ringbuch.

M8.1: Der Kopfschmerz-Experte

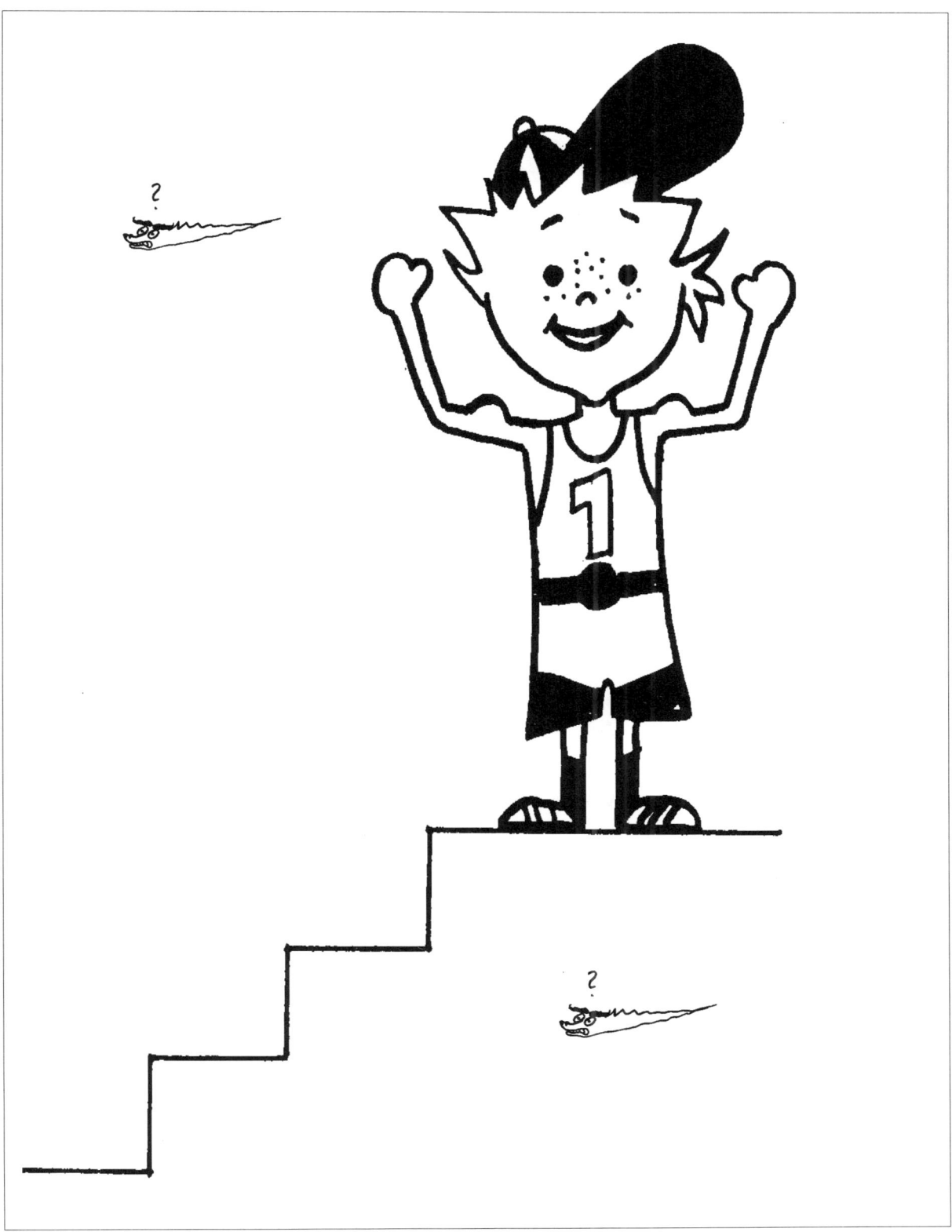

M8.2 = 2 Seiten

Die Kopfschmerz-Treppe
GEHE SIE RAUF!!

👍👍👍 **3. Stufe: Lobe Dich selbst!**

↑ **2. Stufe: Die Bewältigung des Schmerzes**

↑ **1. Stufe: Die Vorbereitung**

▲
START HIER

So geht es:

1. Stufe: ↑ Die Vorbereitung

Du bemerkst einen kleinen schwachen Schmerz oder erst nur einen Druck im Kopf, der aber noch nicht schmerzt! Jetzt gilt es, DRAK an die Leine zu legen.

Was kannst Du tun?

- **Zu allererst kannst Du Dich entspannen!** Du kannst dazu die Kassette benutzen, oder, weil Du schon ein Experte bist, kannst Dich auch ohne Kassette entspannen. Vor allem dann, wenn Du Dich entspannen möchtest in anstrengenden Situationen, ohne dass andere es bemerken. Denke dabei immer an Dein Ruhewort.

- **Bunte Gedanken denken!**

- **Dich Ablenken!**

Du wirst sehen, ganz oft wirst Du DRAK schon so vertreiben können.

2. Stufe: ↑ Die Bewältigung des Schmerzes

Wenn es Dir einmal nicht gelingt, wenn die Kopfschmerzen stark werden und der Kopf ziemlich weh tut, dann mache Folgendes:

- Lege Dich hin.

- Versuche, alles was Dich dann nervt, abzuschalten.

- Lärm: Sorge dafür, dass es ziemlich ruhig um Dich herum ist.

- Licht: Sorge dafür, dass das Zimmer abgedunkelt ist.

- Kühle Deinen Kopf (mache ihn cool):
  - Reibe Deine Schläfen und den Nacken und die Stellen am Kopf, die weh tun, mit Pfefferminzöl (Euminz-N 10 %) ein, (Achtung: nicht zu nahe an die Augen!),
  - oder kühle die Stirn mit einem Kühlkissen
  - oder kühle die Stellen um die Augen einer Kühlbrille.

- Versuche zu schlafen.

- Lenke Dich ab. Zum Beispiel mit Deiner Phantasiereise. Höre Dir entweder noch einmal leise die Ballonreise auf der Entspannungskassette an oder mache eine eigene Reise. Setze alles ein, was Du selbst zur Ablenkung vom Schmerz herausgefunden hast.

- Schwarze Gedanken treten jetzt verstärkt auf: „Es tut schrecklich weh!" oder „Ich kann mich im Moment nicht konzentrieren und die Tricks anwenden!" Setze Deine bunten Gedanken dagegen, dann wird der Kopfschmerz nicht mehr ganz so schlimm.

- Wenn Du alles getan hast, was Du tun kannst, und Du den Schmerz trotzdem nicht unter Kontrolle bekommst, dann frage Deine Eltern, ob Du ein Medikament bekommen kannst. Nimm es aber nicht erst, wenn der Kopfschmerz am allerschlimmsten und gar nicht mehr auszuhalten ist. Nimm es, wenn Du fühlst, daß Du es nicht anders schaffst, den Kopfschmerz in den Griff zu bekommen. Frage Deinen Arzt, welches Medikament und welche Dosis (Menge) für Dich am besten ist. Manchmal ist es auch gut, ein Medikament zu wechseln, falls es Dir von dem Medikament schlecht wird.

3. Stufe: 👍👍👍 Lobe Dich selbst!

Vergiß nicht, Dich für Deine Bemühungen auf die Schulter zu klopfen. Auch wenn Du DRAK diesmal nicht ganz in den Griff gekriegt hast – Du hast es schon gut angefangen!
Sage Dir selbst: „Ich schaffe das schon, es geht schon ganz gut. Beim nächsten Mal klappt es dann bestimmt besser."
Sei aber nicht ungeduldig und denke daran, es braucht Zeit, DRAK zu besänftigen. Jeder Versuch, die Tricks zu benutzen, ist schon eine tolle Leistung von Dir.

M8.3:

Zum guten Schluss

Nun sind wir am Ende unseres Trainings angelangt. Du hast viele Techniken kennengelernt, die dabei helfen, DRAK zu überlisten. Damit die Techniken, die Du jetzt gelernt hast, nicht in Vergessenheit geraten, solltest Du sie, besonders die Entspannung, immer weiter einsetzen.

++ Wichtig ++ Wichtig ++ Wichtig ++

Setze sie auch dann ein, wenn es Dir gut geht, wenn Du nur noch ganz wenig oder gar keine Kopfschmerzen mehr hast. Genauso wie ein Sportler, der auch immer trainiert, um fit zu bleiben.

Nur dann hältst Du DRAK auch in Zukunft unter Deiner Kontrolle.

Damit endet

STOPP den Kopfschmerz!

Ein Training für Kinder und Jugendliche

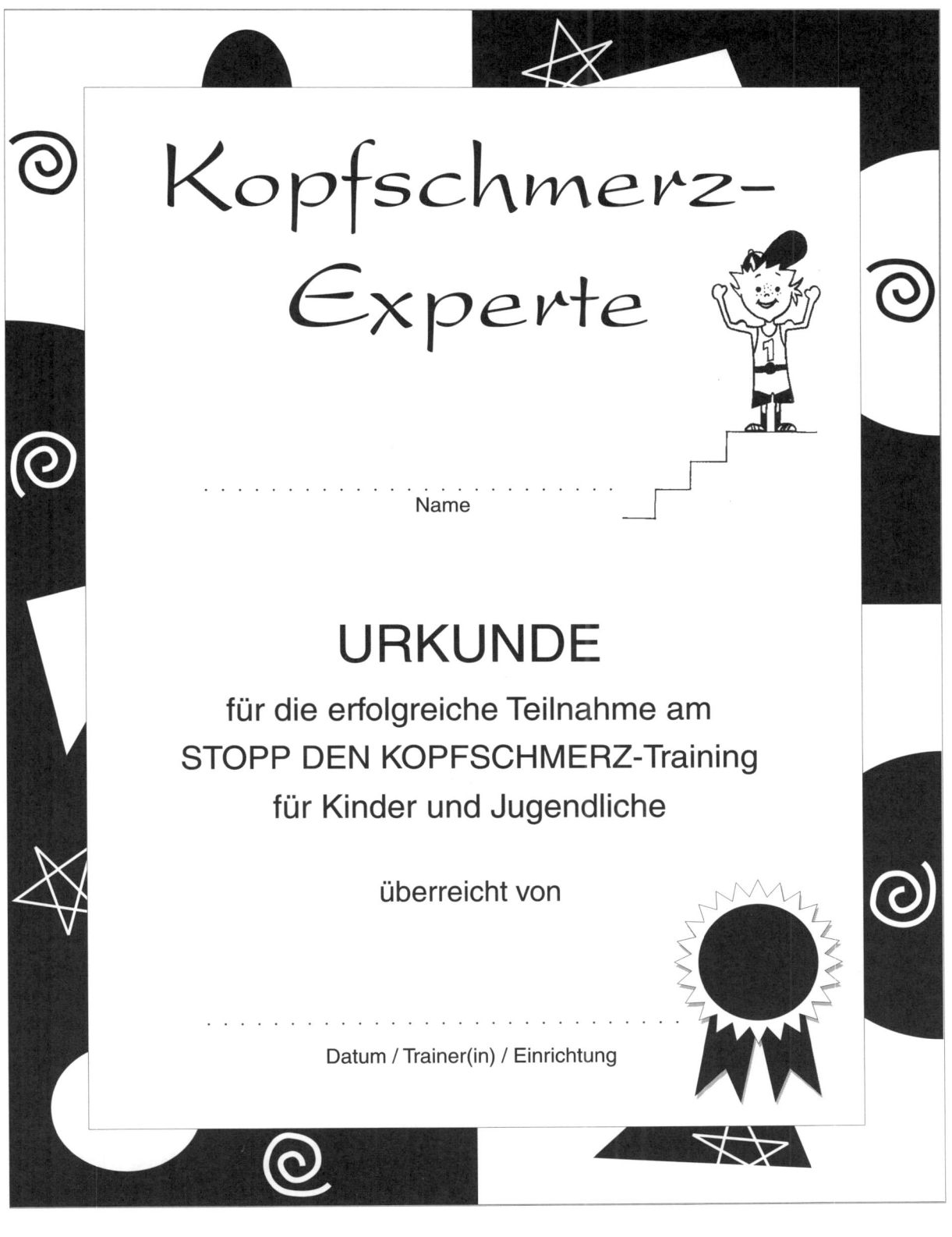

Kopfschmerz-Experte

. . . .
Name

URKUNDE

für die erfolgreiche Teilnahme am

STOPP DEN KOPFSCHMERZ-Training

für Kinder und Jugendliche

überreicht von

. . . .

Datum / Trainer(in) / Einrichtung

Für die Eltern

Liebe Eltern,

Ihr Kind hat nun das 8-wöchige Training **STOP DEN KOPFSCHMERZ** abgeschlossen. Das Training hatte das Ziel, dass Ihr Kind bestimmte Verhaltensweisen und Einstellungen lernt, die das **Auftreten von Kopfschmerz verhindern.** Wissenschaftliche Untersuchungen und unsere eigenen Erfahrungen haben gezeigt, dass dies bei vielen Kindern gelingt.

Unser zweites Ziel war, dass Ihr Kind sich durch leichtere oder mittelstarke Kopfschmerzen nicht so sehr beeinträchtigen lässt und dass es weiß, was es tun kann, um sich vom Kopfschmerz abzulenken und ihn zu lindern.

Wir möchten Sie bitten, diese Ziele durch Ihr eigenes Verhalten zu unterstützen:

- Unterstützen Sie Ihr Kind dabei, einen möglichst regelmäßigen Schlaf-Wach-Rhythmus einzuhalten, auch am Wochenende. Starke Änderungen können eine Kopfschmerzattacke auslösen.

- Ihr Kind hat gelernt, wie es dem Kopfschmerz vorbeugen kann. Unterstützen Sie Ihr Kind dabei, seine Kopfschmerz-Auslöser zu vermeiden.

- Ermutigen Sie Ihr Kind, die gelernte Entspannung, wann und wo immer es möglich ist, im Alltag einzusetzen.

- Ermutigen Sie Ihr Kind, wann immer es möglich ist, zur Schule zu gehen bzw. in der Schule zu bleiben.

- Ermutigen Sie Ihr Kind, seine „normalen" Aktivitäten beizubehalten. Bei sehr starken Kopfschmerzen ist in der Regel Hinlegen und Ruhe das Allerbeste.

- Räumen Sie keine besonderen Vorteile aufgrund der Kopfschmerzen ein. Wenn Ihr Kind sich wegen der Schmerzen hinlegen muss, ist das Anschauen von Video- oder Fernsehfilmen nicht angebracht.

- Falls Sie selbst unter Schmerz leiden: Zeigen Sie beispielhaft positives Verhalten, indem Sie selbst etwas gegen Ihren Kopfschmerz *tun* (z.B. spazierengehen, sich entspannen, sich ablenken) und Medikamente sparsam einnehmen.

- Sorgen Sie dafür, dass Ihrem Kind lästige Pflichten nur aufgrund von Kopfschmerzen nicht erlassen werden. Falls nicht anders möglich, können diese Aufgaben erledigt werden, wenn die Schmerzen nachlassen.

- Beobachten Sie sich, ob Sie sich besonders liebevoll um Ihr Kind kümmern, wenn es gerade Kopfschmerzen hat. „Feiern" Sie lieber längere schmerzfreie Zeiten, indem Sie mit Ihrem Kind etwas Schönes unternehmen.

- Loben Sie Ihr Kind, wenn es „gut" mit dem Kopfschmerz umgegangen ist (d.h. gelassen geblieben ist, geschlafen hat, etwas Eigenes gegen die Kopfschmerzen unternommen hat).

Es ist im Einzelfall aber nicht auszuschließen – insbesondere wenn Ihr Kind unter Migräne leidet –, dass dennoch weiterhin einzelne schwere Attacken mit Übelkeit und Erbrechen auftreten können. Wir empfehlen Ihnen in diesem Fall, eine *medizinische Einrichtung* aufzusuchen, in der speziell Kopfschmerz im Kindesalter behandelt wird. Sie sollten dort das weitere Vorgehen gegen diese schweren Attacken besprechen.

So kann etwa ein *geeignetes Medikament* in der *geeigneten Einnahmeform* hilfreich sein. Auch nicht-medikamentöse Verfahren, die auch bei Erwachsenen angewendet werden, können nützlich sein (Akupunktur, TENS = Transkutane elektrische Nervenstimulation). Einigen Kindern hat auch eine Ernährungsumstellung Linderung gebracht. Falls Sie bei Ihrem Kind spezielle Nahrungsstoffe als Kopfschmerzauslöser festgestellt haben, können die auf der folgenden Seite aufgeführten Hinweise für eine optimierte Ernährung hilfreich sein.

Die letzten Empfehlungen gelten für den Fall, dass das Training Ihrem Kind nicht ausreichend helfen konnte. Denn es ist in jedem Fall besser, selbst aktiv gegen den Kopfschmerz anzugehen.

Wir wünschen Ihrem Kind und Ihnen selbst, dass dies gelingen möge.

Hinweise für eine optimierte Ernährung bei Kopfschmerz im Kindesalter*

☹ **Besser nicht**	☺ **Erlaubt**
Milch und Milchprodukte z.B. Quark, Käse, Pfannkuchen mit Milch, Zwieback, (Milch-)Eis	**Gemüse** Möhren (geschält), verschiedene Kohlsorten, Spinat, Bohnen, Erbsen, getrocknete Hülsenfrüchte, Zucchini
Hühnerei z. B. Nudeln mit Ei, Kuchen mit Ei, Pfannkuchen mit Ei, mit Ei gebundene Saucen, Nachspeisen mit Ei	**Salat** Kopfsalat, Endiviensalat, Eisbergsalat, Chinakohl, Salatgurke (geschält)
Auszugsmehl (Weißmehl) z.B. konventionelles Bäckerbrot	**Brot** (Milchfreies) Vollkornbrot (Weizen, Roggen) nur aus alternativen Bäckereien oder Reformhäusern, milch- und eifreies Gebäck (mit Honig gesüßt)
Raffinade-Zucker (Haushaltszucker) alle konventionell hergestellten Zuckerprodukte bzw. Süßwaren einschließlich Müsliriegel, Wurstwaren, sog. Früchtejoghurts	**Getreide** Dinkel, Roggen, Gerste, Hafer, Hirse, Grünkern, Mais, (Weizen)
Schweinefleisch und alle daraus entstandenen Produkte wie Würstchen und Wurst	**Müsli** Haferflocken, Ölsaaten (Leinsamen, Sesam, Sonnenblumenkerne), Mandelkerne
Schokolade enthält nicht nur Milch, sondern auch Nüsse	**Fett/Milchprodukte** Sauerrahmbutter, kalt gepreßtes (natives) Pflanzenöl, z.B. Distelöl, Olivenöl, Naturjoghurt, Schlagsahne (wenig), Sauerrahm
Nüsse vor allem Haselnüsse und Erdnüsse	**Fleisch** Rindfleisch, Lamm (möglichst gekocht), ersatzweise Tofu
Alle Fertignahrungsmittel Sie enthalten in unterschiedlicher Zusammensetzung Farbstoffe, Konservierungsstoffe, Emulgatoren und Stabilisatoren. Geschmacks- und Riechstoffe, Weichmacher, (künstliche) Süßungs- und Säuerungsmittel, Geschmacksverstärker, Dickungs- und Geliermittel, Gelierhemmstoffe, Lockerungsmittel und sonstige Fabrikationshilfen, deren Auswirkungen nicht kontrollierbar sind.	**Brotaufstrich** vegetabile Brotaufstriche aus Bioläden oder Reformhäusern, die kein Hühnereiweiß und keine Milch enthalten. Dattel-Birnen-Kraut, Aprikosen- oder Kirschfruchtaufstrich
	Getränke Mineralwasser, Hagebutten-, Pfefferminztee, schwarzer und grüner Tee oder eine Mischung
	Knabbereien Müsliriegel aus Bioläden, die eindeutig keine Milch, kein Ei und keinen Zucker enthalten, Trockenfrüchte (ohne Schwefel u. sonstige Zusätze), Äpfel, Birnen

* Abdruck mit freundlicher Genehmigung von Stefanie v. Frankenberg und Dr. Raymund Pothmann, Leiter der Kinderneurologie und des Sozialpädiatrischen Zentrums, Evangelisches Krankenhaus Oberhausen

Anhang

Diagnostik-Instrumente

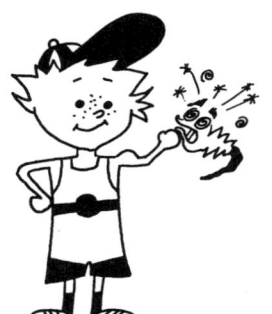

Kopfschmerz-

von: ....

Woche vom .... bis zum	Montag	Dienstag
Hast Du heute etwas Aufregendes erlebt?	nein ☐	nein ☐
Wenn **ja**, war es etwas Schönes ☺ oder etwas Unangenehmes ☹? Kreuze bitte an:	ja ☺ ja ☹ Was denn?	ja ☺ ja ☹ Was denn? ....
Hattest Du heute Kopfschmerzen?	nein ☐ STOP	nein ☐ STOP
Nur bei Kopfschmerz ausfüllen:	ja ☐ dann mach bitte weiter	ja ☐ dann mach bitte weiter
Wie stark war Dein Kopfschmerz?	0 1 2 3 4 5 6 7 8 9 10	0 1 2 3 4 5 6 7 8 9 10
Wie lang dauerte Dein Kopfschmerz? Male bitte die Uhr an; morgens von 7-11 Uhr z.B. so:		
Hast Du heute wegen Kopfschmerzen in der Schule gefehlt (ganz oder ein paar Stunden)?	ja ☐ nein ☐	ja ☐ nein ☐
Hast Du heute Medikamente gegen Kopfschmerzen genommen?	ja ☐ nein ☐	ja ☐ nein ☐
Hast Du Dich heute wegen der Kopfschmerzen hingelegt?	ja ☐ nein ☐	ja ☐ nein ☐
Das **Tagebuch** verschafft Dir Übersicht, darum hat's soviel Gewicht!	*Klebe Dir hier Deinen Sticker auf!*	*Klebe Dir hier Deinen Sticker auf!*

Kröner-Herwig, Denecke & Rouzparast, 1996 (Illustration C. Bänder). Aus: Denecke & Kröner-Herwig: Kopfschmerz-Therapie mit Kindern und Jugendlichen, © Hogrefe-Verlag, Göttingen (2000).

Tagebuch

....

STOPP den Kopfschmerz !

Mittwoch	Donnerstag	Freitag	Samstag	Sonnntag
nein ☐	nein ☐	nein ☐	nein ☐	nein ☐
ja ☺ ja ☹	ja ☺ ja ☹	ja ☺ ja ☹	ja ☺ ja ☹	ja ☺ ja ☹
Was denn?	Was denn?	Was denn?	Was denn?	Was denn? ....
nein ☐ STOP	nein ☐ STOP	nein ☐ STOP	nein ☐ STOP	nein ☐ STOP
ja ☐ dann mach bitte weiter	ja ☐ dann mach bitte weiter	ja ☐ dann mach bitte weiter	ja ☐ dann mach bitte weiter	ja ☐ dann mach bitte weiter
0 1 2 3 4 5 6 7 8 9 10	0 1 2 3 4 5 6 7 8 9 10	0 1 2 3 4 5 6 7 8 9 10	0 1 2 3 4 5 6 7 8 9 10	0 1 2 3 4 5 6 7 8 9 10
tagsüber / nachts	tagsüber / nachts	tagsüber / nachts	tagsüber / nachts	tagsüber / nachts
ja ☐ nein ☐	ja ☐ nein ☐	ja ☐ nein ☐	ja ☐ nein ☐	ja ☐ nein ☐
ja ☐ nein ☐	ja ☐ nein ☐	ja ☐ nein ☐	ja ☐ nein ☐	ja ☐ nein ☐
ja ☐ nein ☐	ja ☐ nein ☐	ja ☐ nein ☐	ja ☐ nein ☐	ja ☐ nein ☐
Klebe Dir hier Deinen *Sticker* auf!	Klebe Dir hier Deinen *Sticker* auf!	Klebe Dir hier Deinen *Sticker* auf!	Klebe Dir hier Deinen *Sticker* auf!	Klebe Dir hier Deinen *Sticker* auf!

Name des Kindes:			
Alter:	M: ①	J:	②

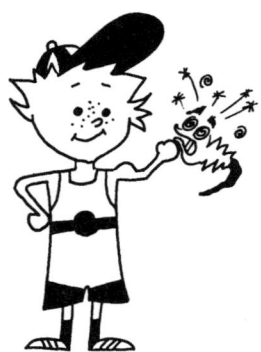

POST
Fragebogen zum Training

Du hast an unserem Training gegen Deine Kopfschmerzen teilgenommen. Wir möchten nun gerne wissen, wie es Dir jetzt geht.

Bitte kreuze bei **jeder** Frage **das** Kästchen mit der Antwort an, die für Dich am besten stimmt. Es gibt keine richtigen oder falschen Antworten. Wichtig ist **Deine** Meinung.

Verglichen mit der Zeit vor dem Training ...

	stimmt meistens	stimmt oft	stimmt manchmal	stimmt überhaupt nicht
1. ... bin ich entspannter und ruhiger geworden	❏	❏	❏	❏
2. ... bemerke ich eher, wenn mich etwas sehr anstrengt	❏	❏	❏	❏
3. ... kann ich mit Stress besser umgehen	❏	❏	❏	❏
4. ... kann ich meine Wünsche besser ausdrücken	❏	❏	❏	❏
5. ... lasse ich mich nicht mehr so leicht aus der Fassung bringen, wenn mal etwas danebengeht	❏	❏	❏	❏
6. ... bin ich zufriedener mit mir	❏	❏	❏	❏
7. ... traue ich mir mehr zu	❏	❏	❏	❏
8. ... bekomme ich Probleme besser in den Griff	❏	❏	❏	❏

Wenn Kopfschmerzen kommen ...

	stimmt meistens	stimmt oft	stimmt manchmal	stimmt überhaupt nicht
9. ... versuche ich, bunt zu denken	❑	❑	❑	❑
10. ... lege ich mich hin	❑	❑	❑	❑
11. ... lenke ich mich mit Phantasiereisen ab	❑	❑	❑	❑
12. ... beschäftige ich mich mit etwas anderem	❑	❑	❑	❑
13. ... nehme ich ein Medikament	❑	❑	❑	❑
14. ... suche ich Hilfe bei anderen	❑	❑	❑	❑
15. ... mache ich weiter, was ich gerade tue	❑	❑	❑	❑
16. ... setze ich meine Entspannung ein	❑	❑	❑	❑

17. Meine Kopfschmerzen haben sich im Vergleich zur Zeit **vor dem Training** verändert:

keine Kopfschmerzen mehr	❑
sehr verbessert	❑
leicht verbessert	❑
unverändert	❑
leicht verschlechtert	❑
sehr verschlechtert	❑

	sehr gut	ziemlich gut	etwas gut	gar nicht gut
18. Das Training hat mir gefallen	❑	❑	❑	❑
19. Mit dem Trainer war ich zufrieden	❑	❑	❑	❑

20. Mir hat besonders gefallen: ....
....

21. Mir hat nicht gefallen: ....
....

+++ Wir danken +++ Wir danken +++ Wir danken +++ Wir danken +++

Name des Kindes:			
Alter:	M: ①	J: ②	

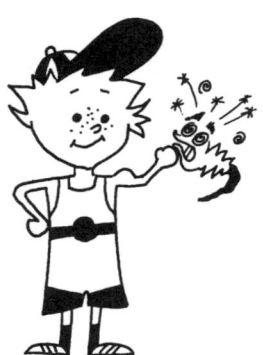

K A T
Fragebogen zum Training

Du hast vor sechs Monaten an unserem Training gegen Deine Kopfschmerzen teilgenommen. Wir möchten nun gerne wissen, wie es Dir jetzt – sechs Monate später – geht.

Bitte kreuze bei **jeder** Frage **das** Kästchen mit der Antwort an, die für Dich am besten stimmt. Es gibt keine richtigen oder falschen Antworten. Wichtig ist **Deine** Meinung.

Jetzt, sechs Monate später ...
(Vergleiche mit der Zeit direkt nach dem Training!)

	stimmt meistens	stimmt oft	stimmt manchmal	stimmt überhaupt nicht
1. ... bin ich entspannter und ruhiger geworden	❑	❑	❑	❑
2. ... bemerke ich eher, wenn mich etwas sehr anstrengt	❑	❑	❑	❑
3. ... kann ich mit Stress besser umgehen	❑	❑	❑	❑
4. ... kann ich meine Wünsche besser ausdrücken	❑	❑	❑	❑
5. ... lasse ich mich nicht mehr so leicht aus der Fassung bringen, wenn mal etwas danebengeht	❑	❑	❑	❑
6. ... bin ich zufriedener mit mir	❑	❑	❑	❑
7. ... traue ich mir mehr zu	❑	❑	❑	❑
8. ... bekomme ich Probleme besser in den Griff	❑	❑	❑	❑

Wenn Kopfschmerzen kommen ...

	stimmt meistens	stimmt oft	stimmt manchmal	stimmt überhaupt nicht
9. ... versuche ich, bunt zu denken	❏	❏	❏	❏
10. ... lege ich mich hin	❏	❏	❏	❏
11. ... lenke ich mich mit Phantasiereisen ab	❏	❏	❏	❏
12. ... beschäftige ich mich mit etwas anderem	❏	❏	❏	❏
13. ... nehme ich ein Medikament	❏	❏	❏	❏
14. ... suche ich Hilfe bei anderen	❏	❏	❏	❏
15. ... mache ich weiter, was ich gerade tue	❏	❏	❏	❏
16. ... setze ich meine Entspannung ein	❏	❏	❏	❏

17. Wie haben sich Deine Kopfschmerzen verändert?
    (Vergleiche mit der Zeit **direkt nach dem Training**!)

keine Kopfschmerzen mehr	❏
sehr verbessert	❏
leicht verbessert	❏
unverändert	❏
leicht verschlechtert	❏
sehr verschlechtert	❏

+++ Wir danken +++ Wir danken +++ Wir danken +++ Wir danken +++

Name des Kindes:

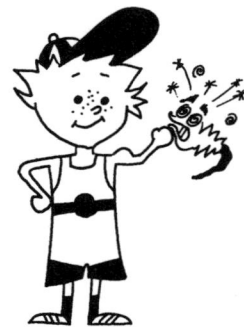

S I K I
Strukturiertes Schmerzinterview
für Kinder und Eltern

Name des Kindes: ....

Name der Eltern: ....

Adresse: ....

Tel.-Nr. ....

Krankenkasse: ....

1. Alter: ....   **Geburtsdatum:** ....

2. Geschwister: ....

3. Geschlecht   ①   Mädchen
                     ②   Junge

4. eigenes Zimmer   ①   ja
                     ②   nein

5. Schule   ①   Grundschule
                     ②   Hauptschule
                     ③   Realschule
                     ④   Gesamtschule
                     ⑤   Gymnasium

6. Diagnose   ①   Migräne
                     ②   Spannungskopfschmerz
                     ③   kombinierter Kopfschmerz

Kopfschmerzsymptomatik

7. Kannst Du Dich erinnern, wann Du das erste Mal Kopfschmerzen hattest?

① erst vor kurzem (in diesem Jahr)

② beim Schulwechsel

③ seit ich in der Schule bin

④ schon als kleines Kind

⑤ weiß ich nicht

[ca. .... Monate gesamt]

8. Wie oft kommen bei Dir die Kopfschmerzen vor?

① jeden Tag

② jede Woche

③ jeden Monat

④ seltener

9. Wie lange dauern die Kopfschmerzen meistens?

① nur kurze Zeit

② einen halben Tag

③ den ganzen Tag

④ länger als einen Tag

10. Wie kommen die Kopfschmerzen?

① schnell

② langsam

11. Wann beginnen die Kopfschmerzen meistens? (Mehrere Antworten möglich!)

① beim Aufwachen

② während des Morgens

③ mittags

④ während des Nachmittags

⑤ abends

⑥ während der Nacht

⑦ ganz unterschiedlich

12. Wo genau hast Du Kopfschmerzen? (Vom Kind anmalen lassen.)

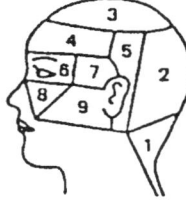   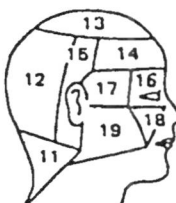

links   rechts

Wie fühlen sich Deine Kopfschmerzen an? (Mehrere Antworten möglich!)

13. drückend
14. stechend
15. klopfend
16. dröhnend
17. heftig
18. scheußlich
19. nervend
20. unerträglich

     anders, nämlich ....

21. Wie stark sind Deine Kopfschmerzen meistens? (Vom Kind ankreuzen lassen.)

          0   **10**

      kein   stärkster Schmerz,

    Schmerz   den ich mir vorstellen kann

22. Gibt es Tage, Tageszeiten, Situationen, in denen der Kopfschmerz niemals auftritt?

     ① ja, nämlich ....

                             ....

     ② nein

Hast Du mit den Kopfschmerzen zusammen noch andere Beschwerden?

	nie	manchmal	oft
23. mich stören laute Geräusche	①	②	③
24. mich stört helles Licht	①	②	③
25. mir ist dabei schlecht	①	②	③
26. ich muss mich übergeben	①	②	③
27. mir flimmert es vor den Augen	①	②	③
28. mir ist schwindelig	①	②	③
29. ich habe Bauchschmerzen	①	②	③
30. ich bin verspannt am Nacken und Rücken	①	②	③
31. ich bin rot/blass im Gesicht	①	②	③
32. ich muss oft zur Toilette	①	②	③
33. ich habe ein komisches Gefühl in den Händen	①	②	③

anderes, nämlich

....

Bedingungen des Auftretens und modulierende Faktoren

Die Kopfschmerzen treten auf nach

	nie	manchmal	oft
34. Wetter- oder Klimawechsel	①	②	③
35. Licht	①	②	③
36. Lärm	①	②	③
37. viel Fernsehen / Computerspielen	①	②	③
38. unregelmäßigen Mahlzeiten	①	②	③
39. starker körperlicher Anstrengung oder Sport	①	②	③
40. zu wenig Schlaf oder Müdigkeit	①	②	③
41. zu viel Schlaf	①	②	③
42. nach Hektik / Zeitnot	①	②	③
43. an Wochenenden oder zu Ferienbeginn	①	②	③
44. bestimmten Tätigkeiten oder Situationen,	①	②	③

nämlich ....

....

	nie	manchmal	oft
45. Entspannung	①	②	③
46. Anspannung / Verspannung	①	②	③
47. nach Streit oder Konflikten	①	②	③
48. Schulproblemen	①	②	③
49. Stress / bevorstehende Belastung	①	②	③
50. Angst	①	②	③
51. starker Freude	①	②	③

nach etwas anderem, nämlich ....

....

Bewältigungsversuche

	ja	nein	Hilft das? ja	nein
52. Ich mache weiter, was ich gerade tue	①	②	①	②
53. Ich muss eine kurze Pause machen	①	②	①	②
54. Ich muss mich hinlegen	①	②	①	②
55. Ich nehme ein Medikament	①	②	①	②
56. Ich entspanne mich	①	②	①	②

	ja	nein	Hilft das?	
			ja	nein
52. Ich mache weiter, was ich gerade tue	①	②	①	②
57. Ich kühle meinen Kopf	①	②	①	②
58. Das Zimmer wird abgedunkelt	①	②	①	②
59. Ich lenke mich ab	①	②	①	②
60. Ich atme ganz tief durch	①	②	①	②
61. Ich weine	①	②	①	②
62. Ich lasse mich von Mama/Papa trösten	①	②	①	②
63. Ich bekomme etwas Schönes/Leckeres	①	②	①	②
64. nichts Besonderes	①	②	①	②

Etwas anderes, nämlich ....
....

Konsequenzen des Schmerzes

Wenn ich Kopfschmerz habe, dann

	nie	manchmal	oft
65. gehe ich trotzdem zur Schule	①	②	③
66. muss ich aus der Schule nach Hause kommen	①	②	③
67. kann ich nicht zur Schule gehen	①	②	③
68. kann ich meine Schulaufgaben nicht machen	①	②	③
69. kann ich meine Freunde nicht treffen	①	②	③
70. kann ich in meiner Freizeit nichts unternehmen und nicht spielen	①	②	③
71. kann ich meinen Eltern nicht im Haushalt helfen	①	②	③
72. sind meine Freunde besonders nett zu mir	①	②	③

etwas anderes, nämlich ....
....
....
....

Kognitionen, Emotionen und Verhalten beim Auftreten von Schmerz

73. Was geht Dir durch den Kopf, wenn Du merkst, dass der Kopfschmerz wieder beginnt?

....

....

....

....

74. Woran merken andere, z. B. Deine Eltern, dass Du Kopfschmerzen hast?

....

....

....

....

Subjektives Krankheitsmodell

75. Was glaubst Du, welchen Grund die Kopfschmerzen haben? Woher kommen sie?

....

....

....

....

Sonstiges

76. Haben wir noch etwas Wichtiges vergessen, was Du sagen möchtest?
(Familie, Vater, Mutter, Geschwister, Freunde, Schule, Gesundheit)

....

....

....

....

....

S I K I – ELTERN

Wie haben sich die Kopfschmerzen Ihres Kindes in der letzten Zeit entwickelt?

1. Häufigkeit   ① abnehmend
                         ② unverändert
                         ③ zunehmend

2. Stärke   ① abnehmend
                         ② unverändert
                         ③ zunehmend

seit: ....

Was ist bisher gegen die Kopfschmerzen unternommen worden?

		ja	nein
3.	Medikamente	①	②
4.	TENS	①	②
5.	Entspannung	①	②
6.	Auslassdiät	①	②
7.	Akupunktur	①	②

Medikament/Verfahren	Dosis	Zeitpunkt und Dauer	Erfolg 0 = keiner 5 = sehr gut	Nebenwirkungen

8. **Leidet Ihr Kind an einer anderen chronischen Erkrankung?**

     ① ja, nämlich ....

                ....

                ....

     ② nein

Aus: Denecke & Kröner-Herwig: Kopfschmerz-Therapie mit Kindern und Jugendlichen, © Hogrefe-Verlag, Göttingen (2000).

Hatten oder haben andere Familienmitglieder häufiger Kopfschmerzen oder andere Schmerzen?

	Kopfschmerzen	anderer Schmerz
9. Großeltern		
10. Vater		
11. Mutter		
12. Geschwister		
13. mehrere		

14. Welche weiteren chronischen Erkrankungen liegen in der Familie vor?

....

....

....

15. Was glauben Sie, welchen Grund die Kopfschmerzen haben?
Woher kommen sie?

....

....

....

16. Haben wir noch etwas vergessen, was Sie uns mitteilen möchten?

....

....

....

Anhang

Kontaktadressen

DGSS (Deutsche Gesellschaft zum Studium des Schmerzes):
Prof. Dr. Dr. Klaus A. Lehmann
Klinik für Anästhesiologie und Intensivmedizin/Universität Köln
Joseph-Stelzmann-Str. 9
50924 Köln

DGPSF (Deutsche Gesellschaft für Psychologische Schmerztherapie und -forschung):
Prof. Dr. Heinz-Dieter Basler
Institut für Medizinische Psychologie
Philipps-Universität Marburg
Bunsenstr. 3
35033 Marburg

Weiterbildung Schmerztherapie:
Prof. Dr. Hardo Sorgatz
Institut für Psychologie der Technischen Universität Darmstadt
Fachbereich III
Steubenplatz 12
64293 Darmstadt

Dr. Heide Denecke
Heinrich-Heine-Universität Düsseldorf
Klinische Psychologie
Universitätsstraße 1
40225 Düsseldorf

Prof. Dr. Birgit Kröner-Herwig
Georg-August-Universität Göttingen
Institut für Psychologie
Abteilung Klinische Psychologie und Psychotherapie
Goßlerstraße 14
37073 Göttingen

Techniker Krankenkasse
Landesvertretung Nordrhein-Westfalen
Wagnerstraße 1
40212 Düsseldorf

Therapiemanuale

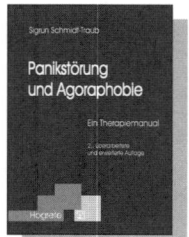

S. Schmidt-Traub
Panikstörung und Agoraphobie
Ein Therapiemanual
(Therapeutische Praxis)
2., überarb. und erw. Aufl. 2000,
151 Seiten, Großformat,
ca. DM 54,– / sFr. 47,– / öS 394,–
ISBN 3-8017-1364-4

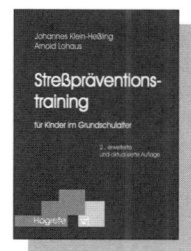

J. Klein-Heßling / A. Lohaus
Streßpräventionstraining für Kinder im Grundschulalter
(Therapeutische Praxis)
2., erw. und akt. Aufl. 2000,
117 Seiten, Großformat,
DM 49,80 / sFr. 44,80 / öS 364,–
ISBN 3-8017-1348-2

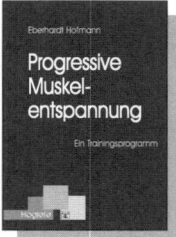

E. Hofmann
Progressive Muskelentspannung
Ein Trainingsprogramm
(Therapeutische Praxis)
1999, 148 Seiten,
DM 44,80 / sFr. 40,30 / öS 327,–
ISBN 3-8017-1156-0

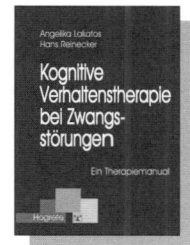

A. Lakatos / H. Reinecker
Kognitive Verhaltenstherapie bei Zwangsstörungen
Ein Therapiemanual
(Therapeutische Praxis)
1999, 137 Seiten, Großformat,
DM 49,80 / sFr. 44,80 / öS 364,–
ISBN 3-8017-0960-4

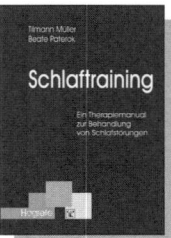

T. Müller / B. Paterok
Schlaftraining
Ein Therapiemanual zur Behandlung von Schlafstörungen
(Therapeutische Praxis)
1999, 162 Seiten, Großformat,
DM 49,80 / sFr. 44,80 / öS 364,–
ISBN 3-8017-1299-0

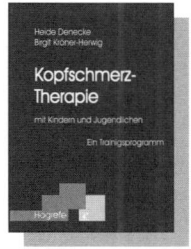

H. Denecke / B. Kröner-Herwig
Kopfschmerz-Therapie mit Kindern und Jugendlichen
Ein Trainingsprogramm
(Therapeutische Praxis)
2000, 154 Seiten, Großformat,
DM 54,– / sFr. 47,– / öS 394,–
ISBN 3-8017-1313-X

Demnächst • Demnächst • Demnächst • Demnächst • Demnächst • Demnächst • Demnächst • Demnächst •

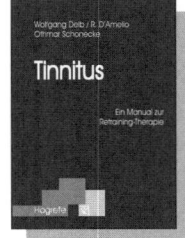

W. Delb / R. D'Amelio
O. Schonecke
Tinnitus
Ein Manual zur Retraining-Therapie
(Therapeutische Praxis)
2000, ca. 170 Seiten, Großformat,
ca. DM 59,– / sFr. 51,– / öS 431,–
ISBN 3-8017-1379-2

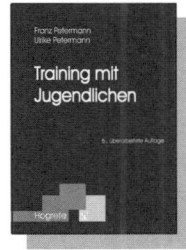

F. Petermann / U. Petermann
Training mit Jugendlichen
(Therapeutische Praxis)
6. überarb. Auflage 2000,
ca. 170 Seiten, Großformat,
ca. DM 59,– / sFr. 51,– / öS 431,–
ISBN 3-8017-1383-0

☐ **Ja!** Ich bestelle folgende Titel:

___ Ex. _____

___ Ex. _____

Bitte kopieren Sie den Bestellschein und schicken ihn an:

Hogrefe & Huber
Verlagsgruppe
Robert-Bosch-Breite 25

37079 Göttingen

e-mail: verlag@hogrefe.de • internet: www.hogrefe.de

Name:_____

Strasse: _____

PLZ/Ort: _____

Datum: _____

1. Unterschrift: _____

Diese Bestellung kann innerhalb von 10 Tagen schriftlich beim Verlag widerrufen werden (Poststempel).

2. Unterschrift: _____

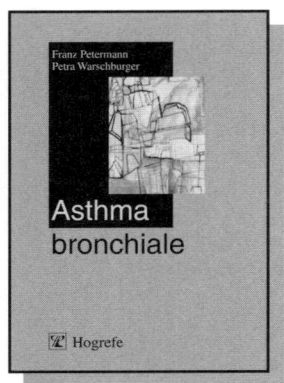
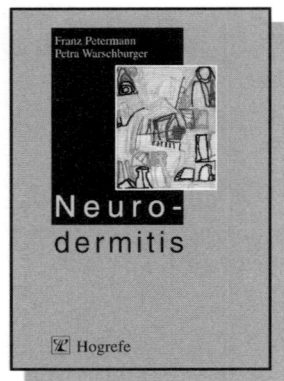
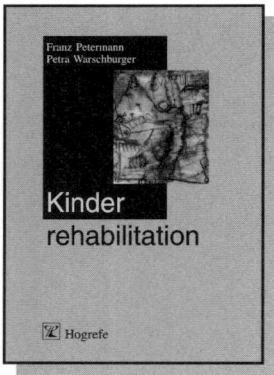
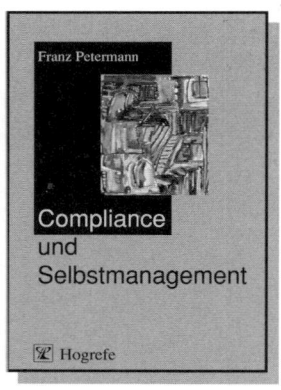